Yehouda Guenassia

Tradition Psychologie Contemporaine

Yehouda Guenassia

Tradition Psychologie Contemporaine

Approche holistique de l'être

Experts

Impressum / Mentions légales
Bibliografische Information der Deutschen Nationalbibliothek: Die Deutsche Nationalbibliothek verzeichnet diese Publikation in der Deutschen Nationalbibliografie; detaillierte bibliografische Daten sind im Internet über http://dnb.d-nb.de abrufbar.

Information bibliographique publiée par la Deutsche Nationalbibliothek: La Deutsche Nationalbibliothek inscrit cette publication à la Deutsche Nationalbibliografie; des données bibliographiques détaillées sont disponibles sur internet à l'adresse http://dnb.d-nb.de.

Coverbild / Photo de couverture: www.ingimage.com

Verlag / Editeur:
Éditions Vie
ist ein Imprint der / est une marque déposée de
OmniScriptum GmbH & Co. KG
Bahnhofstraße 28, 66111 Saarbrücken, Deutschland / Allemagne
Email: info@omniscriptum.com

Herstellung: siehe letzte Seite /
Impression: voir la dernière page
ISBN: 978-3-330-72136-4

SOMMAIRE

Tradition et Psychologie Contemporaine

Une approche holistique de l'être

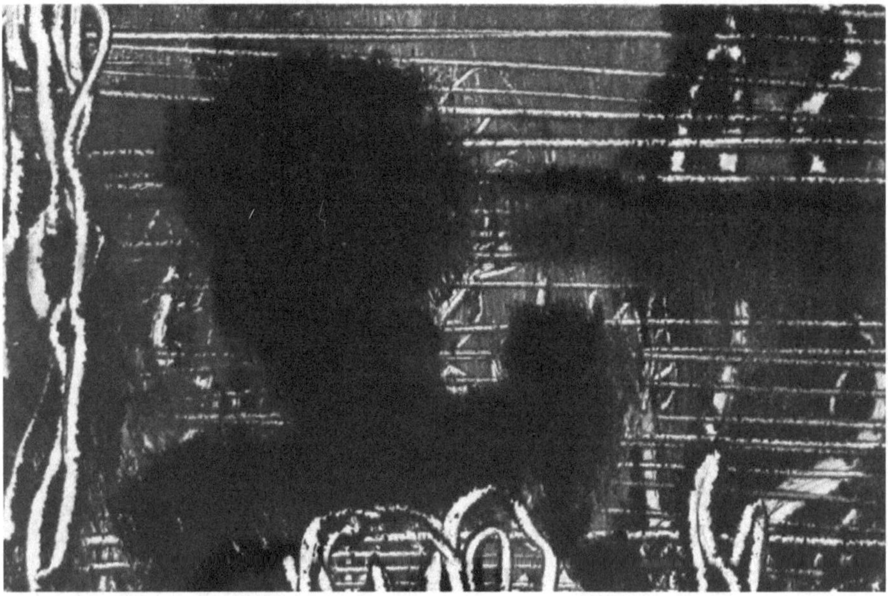

Yehouda Guenassia

LA PSYCHOLOGIE HUMANISTE : UNE THERAPIE EXISTENTIELLE

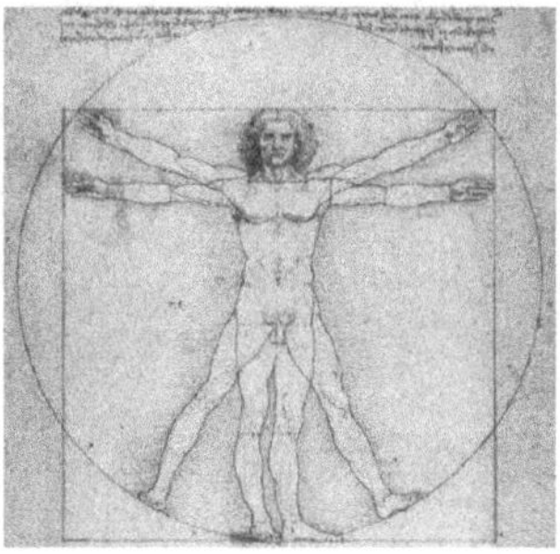

Apologie de la vie et du vivant

Je me situe dans une conception humaniste qui suppose qu'il existe dans chaque être humain un processus naturel d'autodétermination, une tendance qui le pousse à se développer selon des critères qu'il a lui-même définis, ainsi qu'une capacité à se réajuster au regard de son vécu afin de réaliser son potentiel.

Cette conception axée sur l'épanouissement personnel introduit la notion de conscience individuelle dans le regard que chacun est à même de poser sur son propre comportement. La thérapie s'ancre autour de ce mouvement de vie qui tend "instinctivement" vers la réalisation de soi. Ce processus actif de croissance, cet "élan vital", cette force de vie qui pousse vers la guérison est totalement occulté dans la perspective mécaniciste du behaviourisme ou dans celle du déterminisme freudien qui lie l'être irrémédiablement à son milieu et à son subconscient. Le caractère unique de la personne semble être dans ces deux approches totalement méconnu.

L'approche humaniste place l'être humain au centre de ses préoccupations. Nous ne sommes pas dans un modèle médical. Les psychothérapeutes humanistes ne nient pas les blocages et les conditionnements qui mènent aux répétitions, cependant ils ne se considèrent pas face à une maladie mentale, pour eux l'être n'est pas aux prises à une pulsion de mort. Conscience de soi et libre arbitre constitueront une influence supérieure aux automatismes et aux gênes que nous avons reçus par héritage.

La dynamique psychique d'un individu est animée de forces en conflit. Ses pensées, ses émotions et éventuellement son comportement adaptatif ou pathologique résultent de ces forces antagonistes, motivations, peurs qui le travaillent à différents niveaux de manière aussi bien consciente qu'inconsciente.

En exprimant sa souffrance et ses préoccupations, le patient ne peut dévoiler ses conflits internes clairement.

Les préoccupations d'un individu sont d'une incroyable complexité, les enjeux originaires sont enfouis, ensevelis sous des couches de refoulements, de dénis, de déplacements et de symboles. Le clinicien, psychothérapeute/détective doit faire face à un écheveau de fils inextricables pour quelqu'un de non averti.

La relation thérapeutique existentielle est vraie, authentique. C'est une rencontre au cours de laquelle le thérapeute va prendre visage, il n'est pas une surface "lisse" de projection, il partage ce qu'il ressent, s'implique et le montre.

Au-delà de l'arrangement, de la prévision ou de l'accommodement du comportement, la thérapie constitue un véritable accomplissement du potentiel humain qui sommeille en chacun. C'est un processus d'intégration des aspects désavoués, ignorés, non résolus de la personnalité qui ont amoindri jusqu'ici l'utilisation des mécanismes de défenses en empêchant la spontanéité de s'exprimer. Cette limitation de la flexibilité dans la résolution des problèmes de santé ou de relations n'a pu permettre le plein contact au monde.

Le psychothérapeute humaniste s'appuiera sur ce qui reste de force vitale disponible et aménagera un espace dans lequel la personne pourra faire l'expérience de son autonomie et de sa capacité d'auto direction, de son propre espace de liberté, de sa subjectivité et de ses valeurs, ce qui lui ouvrira la voie vers sa liberté, ses propres réponses, son expression créatrice et son sens des responsabilités, le tout dégagé de toute culpabilité.

L'interaction corps-esprit qui se jouera alors permettra une expression de sa vitalité, un développement et un épanouissement aussi complet que possible afin de recouvrer sa santé holistique.

Une psychothérapie humaniste s'appuie sur une pensée existentielle. Il s'agit d'une expérience subjective, humaine et phénoménologique.

Reconnaissant cette liberté de l'être humain, un des pionniers de cette Approche Centrée sur la Personne, ACP, Carl Rogers (1902-1987) affirmait que *"l'individu doit s'engager même si cela semble paradoxal: il doit prendre la responsabilité de son existence afin d'assurer sa croissance personnelle laquelle l'habilite à exercer un pouvoir au plan social. Il dispose de la capacité de prendre en charge sa formation, formation vue dans une perspective de développement global. Le seul être formé est celui qui a appris comment apprendre, comment s'investir grâce à un effort continu dans une démarche où il a conscience des capacités diverses de l'être humain."*

EPIGENETIQUE

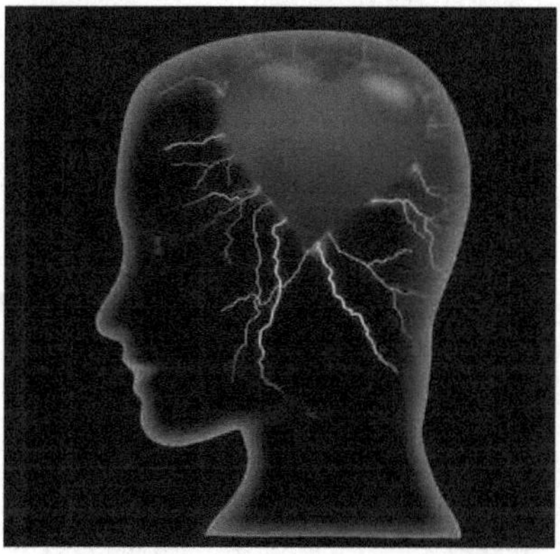

« En tant qu'être humain notre grandeur ne réside pas tant dans notre capacité à refaire le monde, que dans notre capacité à nous refaire nous-mêmes »   Mahatma Gandhi

Dans les années 70, les travaux du Dr Candace Pert, éminente psychologue et pharmacologiste américaine, ont ouvert la voie à une avancée considérable dans la compréhension du système corps-esprit. Le Dr Pert a mis en lumière le rôle des neuropeptides, messagers chimiques de nos sentiments et de nos pensées à travers notre corps. Elle les a appelés: "molécules de l'émotion".

Candace Pert affirme que les émotions sont le lien entre l'esprit et le corps. Une communication rendue possible à travers ce qu'elle nomme donc "les molécules de l'émotion". Ses recherches démontrent qu'un changement de pensée a un effet direct sur nos cellules et que des idées nouvelles peuvent radicalement en transformer l'épigénèse. Ce qui veut dire que le même code génétique sera interprété et donc vécu de manière complètement différente selon notre appréhension des choses. Candace Pert explique en outre que ***l'esprit ne domine pas le corps,*** *mais qu'il* **est le corps,** nos cellules s'occupant de traduire les informations de l'esprit en réalité physique. Nos cellules littéralement transforment l'esprit en matière.

Le corps et l'esprit ne font qu'un.

Le Docteur Bruce Lipton a commencé sa carrière scientifique en tant que biologiste cellulaire. Ses recherches à l'Université de Stanford School of Medicine's, entre 1987 et 1992, ont révélé que *l'environnement* qui opère au travers de la membrane cellulaire, *contrôle le comportement et la physiologie de la cellule, en activant et désactivant les gènes.* Ses découvertes, qui allaient à l'encontre de l'avis scientifique établi selon lequel, la vie est contrôlée par les gènes, présageait un des domaines d'étude les plus importants d'aujourd'hui, ***la science de l'épigénétique***.

De grandes publications scientifiques issues de ces études ont défini les voies moléculaires qui connectent le corps et l'esprit. De nombreux documents ultérieurs publiés par d'autres chercheurs ont depuis validé ces concepts et ces idées.

La recherche épigénétique est probablement à l'heure actuelle un des secteurs les plus à la pointe de la recherche médicale. Elle sera à l'origine, et l'est déjà dans certaines de ses applications au domaine de la psychothérapie, d'un changement profond de la prise en charge de la souffrance. Elle a modifié d'ores et déjà l'ensemble de nos croyances sur le fonctionnement de la maladie, du rôle de la cellule en particulier et de l'importance de l'environnement par rapport aux anciennes vues et croyances d'une prédestination génétique.

Non, les gènes ne sont pas les seuls à gérer notre vie, notre santé et notre bien-être.

"La découverte de l'impact qu'à l'environnement sur le fonctionnement des cellules change radicalement l'idée qu'on avait de l'immuabilité du code génétique. C'est aussi la preuve par neuf que **les émotions régulent l'expression des gènes.** *Quel que soit leur contenu,* **nos pensées pénètrent l'organisme** *sous la forme d'énergie, une énergie de nature affective, mentale, psychologique ou spirituelle.* **Elles suscitent des réactions biologiques qui sont ensuite enregistrées dans la mémoire des cellules**. *Voilà donc de quelle manière* **notre biographie s'inscrit graduellement dans le système biologique** *; cela s'accomplit étape par étape et au fil des jours qui passent." Dr Bruce Lipton*

Chaque cellule de notre corps est en relation directe avec nos états émotionnels et mentaux. Nos systèmes immunitaire, endocrinien, et nerveux, forment un réseau interconnecté.

La qualité de notre vie dépend de la qualité des émotions que nous ressentons chaque jour.

Nous avons tous eu de ces journées durant lesquelles nous étions en pleine forme, confiants, inaltérables, charismatiques, de ces moments divins où tout semble réussir, rien ne résister à notre ''charme''. Tandis que d'autres jours, des sentiments de doute, d'insécurité, de déprime nous affaiblissent, en nous renvoyant une idée erronée, fort peu reluisante de nous-mêmes, et, comme par (dés) enchantement ce sera dans ces moments-là que notre niveau de performance et notre leadership s'en trouvera diminué d'autant.

L'état émotionnel dans lequel nous nous trouvons détermine notre niveau d'être et donc nos accomplissements.

Quand on réalise l'impact de nos pensées sur notre organisme, et leurs conséquences sur le plan physique, physiologique et psychologique, on comprend mieux l'importance d'accorder une attention particulière à la qualité de nos émotions...

Ce qui est fascinant, c'est que nous ne sommes pas heureux, ni performants par hasard. Des stratégies conscientes et inconscientes créent nos humeurs et nos états d'esprit....

L'intelligence émotionnelle consisterait à être capable d'utiliser ***intelligemment nos émotions,*** même si à première vue cela peut sembler une contradiction, afin qu'elles servent notre cause au lieu de nous mettre des bâtons dans les roues.

Nous pensons trop souvent, et à tort, que le cœur a ses raisons que notre raison ignore, et ainsi nous nous rendons victimes de nos émotions en leur accordant le pouvoir de déclencher en nous des débordements incontrôlables souvent catastrophiques. C'est faux!

Il nous est possible de prendre consciemment le contrôle de ce que l'on ressent.

En fait, nous avons la possibilité de déjouer notre cerveau émotionnel via des ruses toutes simples. Par exemple, nous pouvons sortir d'un état de fatigue et de déprime en quelques minutes. Nous pouvons nous mettre à apprécier sincèrement une personne que l'on méprise depuis des années, diminuer notamment le stress ambiant aussi bien au niveau des individus que pour la communauté humaine dans son ensemble, et ainsi en réduisant les conflits et en facilitant la compréhension et l'amélioration des relations, accroître stabilité, continuité et harmonie.

En développant notre ***''Intelligence Emotionnelle''*** nous pouvons nous extraire de la chaine des répétitions, pour devenir plus créatif, plus productif, et cela pour le plus grand bien de tous.

CROYANCES ET REALITE

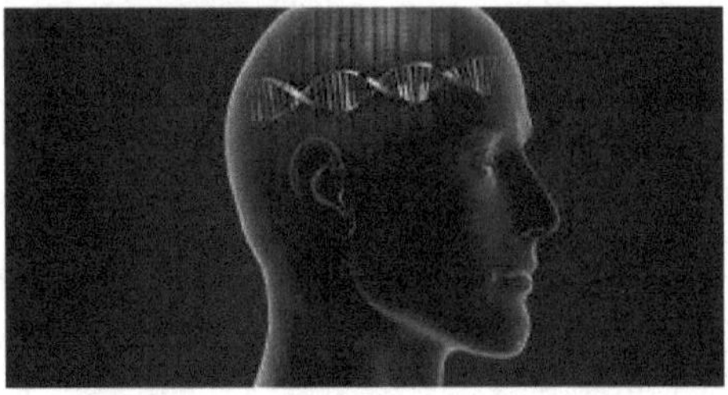

Les croyances sociétales exercent culturellement une influence aussi bien sur la physiologie que sur le comportement des individus. Nous sommes encore maintenant basés sur une perception du monde et sur des croyances philosophiques totalement désuètes, dont l'inanité a été maintes fois démontrée scientifiquement.

Cependant, comme maintes fois par le passé, à la révélation d'un nouveau paradigme venant ébranler les convictions établies, nous choisissons généralement de rester attachés à la vision périmée de l'univers que nous avons reçue en héritage.

Lorsqu'au début du XVIème siècle, Copernic contrairement à la croyance populaire déclara que le soleil se trouvait au centre de l'univers, que la terre était ronde et qu'elle tournait autour, il fut accusé de blasphème et un siècle plus tard on obligeait encore Galilée à répudier cette théorie !

Pour nous aussi, un siècle s'est écoulé depuis qu'Albert Einstein a démontré mathématiquement que tout dans l'univers est constitué d'énergie et se trouve lié de manière inextricable, et cependant nous continuons de considérer le monde selon la physique de Newton, et les humains comme des pièces détachés d'un univers mécanique finalement sans âme, et sur lequel nos pensées, notre conscience ou notre inconscience n'auraient aucun effet.

L'**ADN** (acide désoxyribonucléique) est présent au cœur de toutes les cellules qui composent le vivant. Il renferme l'ensemble des informations nécessaires au bon développement et au fonctionnement harmonieux de la vie. Support de l'hérédité, il constitue notre code génétique, notre *génome*, car il est transmis lors de la reproduction. Pour qu'une évolution soit possible, à travers une diversité de races et d'individus, cet ADN, doit pouvoir se modifier au cours du temps. Depuis la mise en lumière au cours des années cinquante de sa structure, la communauté scientifique a considéré que notre évolution était le fruit du brassage des êtres et aussi de mutations résultant principalement d' ''erreurs d'aiguillages'' au cours de la fabrication des cellules.

Vision mécanique de l'humain dont nous sommes les héritiers, ADN oblige !

Nous ne manquons pas de données et d'informations, nous en faisons *juste* une fausse interprétation. Nous nous sommes donc faits à l'idée d'un certain déterminisme génétique fixe et immuable dons nous serions éventuellement les victimes. L'interprétation erronée selon laquelle notre destin est inscrit dans nos gênes mène irrémédiablement à un sentiment bien connu d'impuissance et finalement d'irresponsabilité : « Je suis trop gros ? Je n'y peux rien ! Tout le monde est gros dans ma famille, c'est génétique ! Redonne-moi donc un peu plus de ce gâteau! »

L'épigénétique (*épi* en grec signifie au-dessus), que nous évoquions plus haut, est une nouvelle branche de la science qui nous propose une nouvelle vision de la réalité, une compréhension totalement inédite sur le fonctionnement du monde. Il s'agit d'une véritable révolution, non plus copernicienne comme celle qu'avait initiée son auteur contre vents et marées à son époque, mais au moins aussi importante pour notre avenir.

Le nouveau paradigme, c'est que la vie est gouvernée par ''quelque chose'' qui intervient au-dessus des gênes.

Et le ''quelque chose'' qui intervient par ce mécanisme *épigénétique,* c'est *l'information* de *l'interprétation* que nous faisons des tous les *signaux environnementaux* dont nous sommes littéralement bombardés au quotidien. Ces informations-pensées totalement subjectives en pénétrant la membrane de la cellule, vont véritablement modifier la lecture des gênes, ce qui entrainera la fabrication de protéines saines ou... dysfonctionnelles, selon le cas.

Donc, au lieu de se percevoir comme victimes impuissantes des imperfections de nos gênes, nous sommes plutôt appelés à accepter, et à reconnaitre, que ***nos perceptions et nos réactions aux évènements de la vie façonnent notre biologie, notre comportement et ainsi tout ce qui en résulte.***

C'est grâce à la *conscience de soi* que l'on peut être co-créateur de sa propre vie, et cela, pas seulement en répondant aux stimuli environnementaux de manière mécanique, mais en s'engageant dans un processus de prise de décision.

Cependant aussi évoluée que puisse être la conscience de soi, la prise de décision ne lui incombe pas totalement, loin s'en faut. Notre psyché est aussi constituée d'une partie subconsciente qui est capable d'interpréter et de gérer plus de 40 millions d'impulsions nerveuses par seconde. En revanche, le cortex préfrontal responsable de la conscience de soi, ne parvient à traiter que 40 impulsions nerveuses par seconde...

Selon les neurosciences, 95% de nos émotions, décisions et donc comportements proviennent de notre "activité" subconsciente !

Cela semble indiquer que notre destinée dépendrait d'habitudes façonnées, de conditionnements acquis à la suite des perceptions qui ont marquées notre existence et qui continuent de se manifester de manière inconsciente à notre insu.

Les premières perceptions de la vie sont les plus marquantes, elles laissent des *empreintes* plus profondes dans le subconscient. A l'âge de 6 ans tout est déjà bien *conditionné* par les *programmes introjectés*, "avalés" auprès de nos proches qui eux-mêmes, soit dit en passant, ont pu fonder leurs croyances sur des perceptions tout à fait erronées, limitatives, voire autodestructives elles aussi héritées de la génération précédente, et ainsi de suite...

De ces injonctions hypnotiques, nous en avons tous reçus en héritage, des bonnes et des moins bonnes. Chacun les siennes. De ces phrases assassines assénées régulièrement depuis la plus tendre enfance, enregistrées au niveau subconscient, au premier degré, et, qui continueront de résonner de façon inconsciente au cours de la vie : " Evidemment avec toi c'est toujours pareil, tu ne réussis jamais rien !" Ou encore : "Dans la vie méfies-toi, n'aies confiance en personne!"

Même si l'esprit conscient a sincèrement envie de réussir, si quelque chose de l'ordre de "T'es vraiment un nul, un bon à rien !" a été engrammé, le programme conscient aussi bien pensé qu'il ait pu être, aura fort peu de chance d'aboutir, car le rapport des forces en présence est de 1 à 1 million en faveur de l'inconscient...

Certains auront toujours quelques difficultés à admettre que leur propre subconscient puisse se/leur mettre des bâtons dans les roues, ce serait reconnaitre qu'ils sont la cause de leurs propres déceptions. Ils préféreront de loin, continuer de croire dur comme fer qu'ils sont les victimes de forces extérieures à eux-mêmes, de rencontres malheureuses ou pourquoi pas du mauvais sort.

Malheureusement, être une victime devient rapidement un état d'être qui s'auto confirme et s'alimente au cours des rencontres de l'existence. Car si l'on se perçoit comme une victime, le cerveau n'aura de cesse d'exprimer cela dans la réalité, d'extérioriser dans la vie par des faits, cette vision erronée qu'il possède de son propre être.

Ces nouvelles perspectives vont amener l'humanité à se penser d'une manière totalement différente, et nous rappellent, comme s'il en était besoin, *notre propre place sur l'échiquier de la création, comme co-créateurs de notre vécu.*

L'ensemble des perceptions et des croyances programmées dans l'esprit est au cœur de ce qui façonne l'existence.

Le pouvoir de ne pas être le jouet de nos forces profondes souterraines nous a été donné afin de nous déprendre du contenu de notre inconscient et donc de ses nombreux conditionnements.

Comment ? En se permettant justement une rencontre avec ses propres croyances subconscientes et non en les niant. Ce processus de re/co/naissance et de réunification de toutes les parties de l'être, s'amorce au cours de séances psychothérapeutiques.

Au-delà, cette quête de soi constitue un travail incontournable pour chacun d'entre nous, autant que pour celui qui veut s'extraire des répétitions désastreuses et favoriser ainsi un essor vers une évolution plus harmonieuse de son être.

Le pouvoir de ne pas être le jouet de nos forces profondes souterraines nous a été donné afin de nous déprendre du contenu de notre inconscient et donc de ses nombreux conditionnements.

Comment ? En se permettant justement une rencontre avec ses propres croyances subconscientes et non en les niant. Ce processus de re/co/naissance et de réunification de toutes les parties de l'être, s'amorce au cours de séances psychothérapeutiques. Au-delà, cette quête de soi constitue un travail incontournable pour chacun d'entre nous, autant que pour celui qui veut s'extraire des répétitions désastreuses et favoriser ainsi un essor vers une évolution plus harmonieuse de son être.

L'AVENTURE DE LA CONSCIENCE

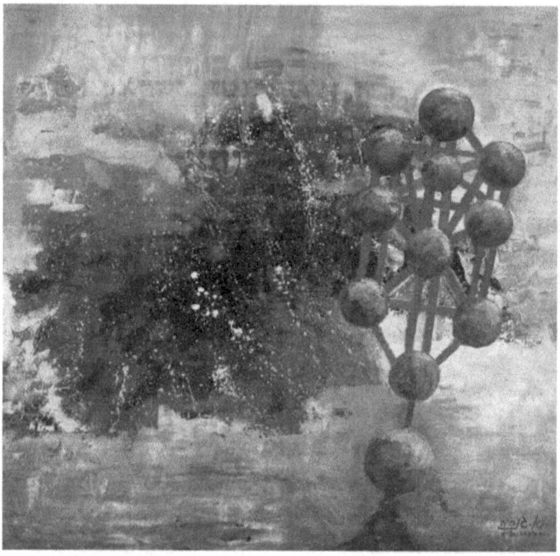

« L'Homme, non pas centre statique du monde, comme il s'est cru longtemps, mais axe et flèche de l'évolution... » Le phénomène humain, 1965   Pierre Teilhard de Chardin

Au début des années vingt, Vladimir Ivanovitch Vernadski, membre de l'Académie des Sciences de Russie et père de la modernité scientifique soviétique, formalisa ce que nous nommons aujourd'hui l'écosystème, qu'il nomma alors la *biosphère*, processus dynamique autoentretenu depuis 4 milliards d'années et sans qui la vie sur notre chère planète serait impossible. Durant le temps qu'il passa à Paris comme enseignant à la Sorbonne, il fit état pour la première fois d'un autre concept : la *noosphère.*

Le terme *noosphère* vient du grec, *nouss,* qui signifie esprit. Nous pouvons nous représenter la *noosphère*, comme une couche, une pellicule de faible épaisseur, qui "matérialiserait", en quelque sorte, toutes les consciences de l'humanité, et aussi sa capacité à penser. Une nappe pensante. Un network que l'on peut facilement se figurer aujourd'hui grâce à l'avènement d'Internet.

Seulement cette noosphère est constituée de *toutes* nos pensées, les plus lumineuses mais aussi les plus sombres. Celles produites par ce que le psychanalyste Carl Gustav Jung appelait... notre *ombre.*

Nous ne cessons d'alimenter de nos pensées, de nos paroles, de nos humeurs ce lieu qui, bien entendu, nous influence autant que nous l'influençons. Ce bombardement constant d'informations provoquent en nous toutes sortes d'affects qu'il s'agira de gérer au mieux. Cette interpénétration des pensées est facilitée, boostée par les nouveaux médias et nous resitue dans une interdépendance planétaire et une incontournable communication, une injonction formelle de bonne parole.

Le premier jour de l'année juive, Rosh Ashana est la date anniversaire de la création du patriarche de l'humanité, Adam, le premier à avoir inauguré *l'ère du parlant,* et pourtant ce même jour marque aussi sa *faute,* le *" Pêché"* depuis l'origine. La *chute du premier homme* n'est pas seulement la faute d'un homme qui jadis aurait désobéi à Dieu, mais il s'agirait plutôt d'une "maladie" spécifiquement terrestre provoquée par nos limitations constitutives.

Et si l'unique faute, le seul pêché universel était celui de résister ou même parfois de nous couper du dynamisme de l'évolution. L'expression « *péché originel* » désigne en fait un état de nature : condition de la créature enfermée dans la finitude. Dès que le signifiant faute ou péché tinte à nos oreilles, toutes sortes de représentations se bousculent malencontreusement à la porte de notre conscience : Culpabilité, peur, superstition, colère, dépression etc....

Les dix premiers jours de l'année juive qui relient *Rosh Ashana* à *Yom Kippour,* le *Jour du Pardon,* sont nommés en hébreu, *Yamim Noraïm* , journées redoutables, *terribles* , mais nous pouvons tout aussi bien entendre, jours révérés, surprenants, éclairants comme l'indique aussi la racine de ce qualificatif. Ces journées inaugurent le nouveau cycle du travail de raffinement de notre être.

Le nombre de ces journées est en lui-même éclairant car il nous indique qu'il est question ici d'unité, de *Shalem,* de complétude, de *Shalom,* de paix, de conjonction des opposés de notre être.

Le travail de clarification sur l'intention de nos pensées ainsi que les rituels pratiqués durant toute cette période viennent justement et à point nommé procéder à un assainissement de nos pensées, paroles, actes, et par conséquence de cette noosphère.

Chaque être humain dans son *unicité "unique"* doit se rendre conscient de l'importance de sa propre participation à ce processus.

Ce qui est nommé pardon, expiation ou réparation se situe bien au-delà de toute religion, et participe du grand mouvement qui n'a jamais cessé depuis le commencement, celui d'élever l'être créé d'esprit mais aussi de matière, et de l'orienter dynamiquement vers le meilleur de lui-même.

En restant attentifs durant ce processus, seront mises à jour des facettes de nous-mêmes non encore intégrées, des aspects délaissés de notre *ombre* qui n'ont pu, jusqu'ici, être reconnus, car enfouis, évités, niés jusqu'à les avoir chassés de notre conscience.

Nous avons en nous cette capacité de " ne pas souffrir nos propres souffrances" en les refoulant, en les rendant inconscientes.

Dans un système qui s'organise, désordres physiques et moraux naissent spontanément et cela aussi longtemps que le dit système n'est pas organisé. Il nous est maintenant plus facile de comprendre qu'immanquablement il faudra s'attendre à souffrir des conséquences de l'action des forces de contre - évolution.

« Le mal nous apparait ainsi comme l'ombre de l'être en devenir »

Douleurs et fautes prennent alors sens et peuvent être acceptées comme un accompagnement fatal de l'effort de progrès. Dans cette perspective rassurante, tout état antérieur est par définition inachevé, et le processus vital associé à nos propres forces de régénération, facilitation du passage de l'imparfait au parfait.

Magnifique Aventure de la Conscience de l'Etre en Devenir dans son Eternel Présent...

ROSH ASHANA THERAPIE DE L'ETRE

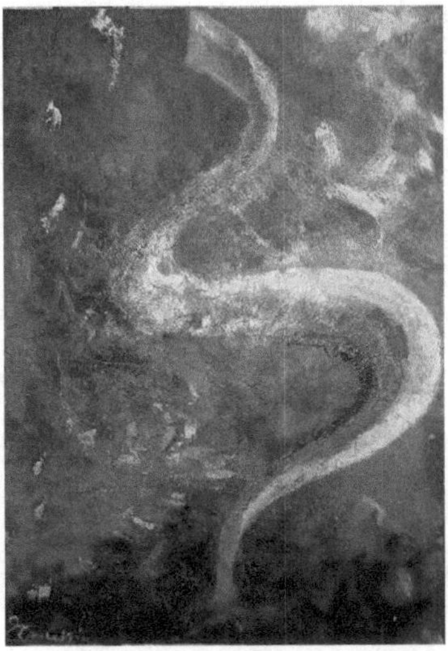

La Tradition nous a transmis dans un des ouvrages du Maharal de Prague, *Netivot HaShtika*, les Sentiers du Silence, que la destruction du corps commence par l'oreille.

Les oreilles sont deux des sept portes, ouvertures, que nous possédons au niveau de la tête, avec les yeux, les narines, et la bouche. La Tradition nous enjoint de mettre des juges et des policiers devant toutes ces portes. Conseil judicieux et d'actualité pour une génération prise en otage par la pulsion exacerbée de dire, d'entendre, de voir, de sentir. Par ces "orifices" nous échangeons certes avec notre environnement, mais si nous ne mettons pas en action la fonction filtre, dont est équipé notre système immunitaire spirituel, des virus de toutes sortes prendront finalement, petit à petit, le contrôle de notre être.

Chaque ouverture possède sa propre importance. Par exemple, les yeux que l'on nomme "Miroirs de l'âme", ouvertures vers l'âme, doivent eux aussi être ménagés. Lacan, de sa place de psychanalyste, mettait à jour, il y a plus de quarante ans, une nouvelle pulsion reliée au regard, qu'il nomma *scopique*, et qui, disait-il, serait la pulsion la plus redoutable de notre époque.

La nouvelle religion universelle de la communication n'est-elle pas en train d'édifier une nouvelle tour de Babel? Cette incessante course à l'information, sous sa forme audio ou visuelle, ne finit-elle pas par rendre ivres ceux qui s'y prêtent ? Communication à tout prix et sans cesse.

Le *stop shabbatique*, qui s'avèrerait salvateur, est pour certains de l'ordre de l'impossible. " Se pourrait-il que je rate quelque chose ? ". Lorsque le mouvement de l'information se ralentit, c'est que le mal guette. Impératif de communication permanente et la plus rapide possible.

Enoncé depuis la Renaissance, période aussi riche et bouleversante que la nôtre au niveau des changements et des repositionnements de l'homme face à son environnement, le conseil du Maharal de Prague résonne de nos jours avec beaucoup d'acuité et de justesse.

Nous sommes plongés, la plupart du temps, dans des flots de paroles entendues ou proférées, que malheureusement nous n'avons pas pris la peine de trier, de filtrer par manque de temps, par inadvertance, par négligence ou par inculture.

La Tradition nous propose heureusement quelques clés "thérapeutiques".

Le thème du raffinement de l'être constitue certainement le thème fondamental de l'incarnation.

Le mois de *Tishrei,* qui inaugure le calendrier juif, correspond au signe de la balance, *Moznaïm* en hébreu. La symbolique de la balance ne fait que renforcer un peu plus le sens donné par la Tradition à *Rosh Ashana* : *Yom Ha Din*, Jour du Jugement.

Lorsque l'on sait qu'en hébreu, *Moznaïm*, vient de la même racine qu'Ozen, oreille, et que l'oreille interne est l'organe de l'équilibre, on comprend mieux ce que veut nous transmettre le Maharal.

Le son du *Shoffar**, durant le mois d'Elloul, sonne le réveil de notre âme, grâce à l'oreille alors sollicitée. C'est elle qui est aussi mise au travail lorsque nous nous entendons dire " *Shema Israël - Entends Israël* " Entends! Comprends! Saches! L'oreille nous relie alors à un certain niveau de conscience appelé *Binah*, discernement, compréhension.

Durant l'année, nous avons laissé s'infiltrer doutes, peurs, colères, haines à travers nos différentes portes. Ces espaces vides de vie viennent ensuite "déposer contre nous", paradoxalement pour notre bien, car la conscientisation de nos maux en permettra la guérison. Sans ce processus, aucun espoir de sortir de nos travers, aussi bien au niveau de notre propre individualité, qu'à un niveau plus global.

Durant un mois, s'effectue un véritable travail de "récurage" de nos propres canaux, afin de pouvoir recevoir la vraie force de vie qui fait si souvent défaut.

Rosh Ashana, se situe le sixième jour de la Création, celui de l'apparition du premier homme, Adam. C'est l'humanité dans son ensemble qui est concernée par cet évènement, qui n'appartient pas uniquement au peuple juif, car nous sommes tous et avant toute autre autre identité, des *Bnei Adam,* littéralement, des enfants d'Adam, et cette expression en hébreu signifie... des *êtres humains.*

Rosh Ashana vient aussi nous rappeler, la fonction universelle d'Israël, cause de son élection et... de sa séparation.

C'est bien l'humanité dans son ensemble qui " passe en jugement ". Le jugement en fait que nous nous infligeons lorsque par nos pensées, nos paroles ou nos actes, nous créons des "courts-circuits" qui nous coupent du flux divin.

Idée salutaire que le monde passe en jugement une fois par an. Salutaire car cela implique qu'au-delà des apparences du monde, existe une éthique, un Bien absolu vers lequel notre noyau sacré nous dirige.

Rosh Ashana et son rituel tentent chaque année la restauration de l'être, de l'Être Suprême.

Nous possédons en nous cette étincelle capable de repérer la Divinité dans tous les aléas de nos vies, de trouver le sens de ce que nous traversons, et surtout de choisir la vie en "adhérant" à l'Être.

Cette acceptance d'un Être parfait infini, qui est le Commencement, Créateur de la matière de toute chose, et cela à partir du Néant - *ex nihilo* - peut en laisser perplexe plus d'un. Dans notre forme de pensée logique, il est difficilement concevable qu'il puisse exister quelque chose issu de rien. C'est pourtant ce paradoxe qui se nomme en hébreu *"Yesh Mi... Eïn - Il y a de... il n'y a pas",* qui nous donne toute liberté face à la matière. Si le Créateur avait disposé d'une matière déjà existante, sa Création aurait été déterminée par cette matière, par son imperfection, et incapable de s'en affranchir. L'homme ne pourrait pas se rendre maître de son corps et des pulsions qui l'habitent. Sa propre liberté disparaitrait et ce serait la nécessité et le déterminisme qui gouverneraient le monde. C'est cette doctrine réductrice et fallacieuse qui est encore de nos jours la base de nombreuses croyances, et elle conduit irrémédiablement à la négation de l'être au profit de l'avoir en supprimant au passage toute morale, toute éthique.

Et un monde souffrant d'un manque de valeurs est irrémédiablement livré à la pulsion de mort...

** Le Shofar, instrument constitué d'une corne de bélier, est utilisé durant l'office de Rosh Ashana et de Yom Kippour, ainsi que durant le mois d'Elloul qui précède le Nouvel An.*

LE RAFFINEMENT DE L'ETRE

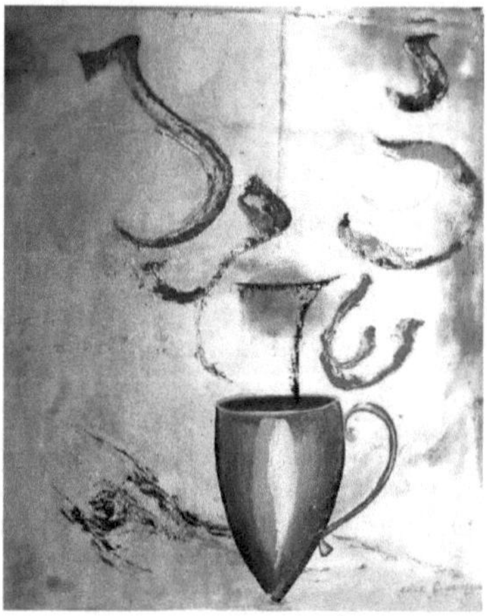

Sept semaines séparent *Ti Shabeav,* le neuvième jour du mois de Av, commémorant la destruction des deux temples de Jérusalem, de Rosh Ashana, littéralement, de la tête de l'année. Ce temps, précisément, semble être plus propice pour accomplir la tâche qui nous échût par héritage divin, je veux parler du raffinement de notre être.

Nommées « semaines de consolation », celles-ci peuvent aussi s'entendre dans le sens de rectification, de pacification. Une voie vers l'apaisement, de ce que nous aurions pu heurter, et de ce dont nous aurions pu souffrir durant le cycle de l'année écoulée.

Dans la même idée, *Elloul,* le mois précédant la nouvelle année, est traditionnellement celui de la *Teshouva*, du... repentir, du retour sur soi, processus à négocier de préférence avec *Ra'hamim*, avec compassion, tendresse même. Plutôt que de porter sur notre passé un regard empreint de culpabilité, il nous est suggéré de procéder à une sorte d'état des lieux, une manière avant le cycle qui nous attend, de faire le bilan de l'année écoulée.

Le *Sefer Yetsira*, le Livre de la Formation, attribué à *Abraham le Patriarche*, nous indique que durant le mois de *Elloul*, qui correspond au signe astrologique de la Vierge, nos "cieux" distilleraient un soupçon supplémentaire d'éveil, teinté d'une acuité certaine, nous poussant à porter plus d'attention qu'à l'accoutumé sur la réalité que nous vivons.

" *Focus Plus"* pourrait être le mot d'ordre du mois, *"Awareness"*.

Durant ce mois donc, il nous est rendu plus facile de scruter avec un soin tout particulier les détails de notre vie, et la réalité qui se présente à nous. Et ainsi pourrons-nous après un travail effectif nous déprendre des côtés fâcheux, ombrageux, encombrants de nous-mêmes, pour révéler plus justement les aspects positifs mais encore enfouis, oubliés, que nous avions négligés.

En un mot restaurer notre relation à nous même, à l'autre, au Grand Autre.

Que ce soit au niveau de l'horizontalité de notre quotidien ou bien dans l'ordre de la verticalité de la Transcendance, nous ne pouvons faire l'économie de ce *divin* travail. Le prix à payer d'un malencontreux évitement de cet alignement salvateur s'avèrerait une fois de plus lourd en souffrances ou en maux divers.

Nous connaissons tous le montant du tribut à débourser pour continuer de "*jouir*" du luxe de l'entêtement.

La Tradition nous indique que ces 7 semaines devraient nous mener aux portes de *Binah*, d'un certain niveau de conscience, que je nous souhaite, celui du... discernement.

Un niveau de compréhension autre du monde de la réalité. Une élévation certaine de notre point de vue qui nous permettra, éclairés d'une Lumière Nouvelle, *Or 'Hadash,* d'accéder à une perspective plus assainie, et ainsi faciliter la recherche de l'ajustement créateur, facteur incontournable du mieux-être après lequel nous courons tous dans l'existence.

Car la vision rafraichie et les changements à opérer, nous ne pouvons les mettre en place que dans le monde apparent de la physicalité. Le prophète nous en a avertis depuis fort longtemps:

« Depuis ma chair, j'aurai la vision de la Divinité » Job 19:26

Car c'est bien depuis ce lieu, uniquement, que nous pouvons appréhender le monde. Notre dépendance ne se résume pas à celle qui nous rattache à notre corps physique. Dans la Psychologie Contemporaine, nous nommons ce lieu générique depuis lequel nous appréhendons la vie, *organisme.* Il est constitué du physique proprement dit, mais aussi des dimensions touchant l'émotionnel, le mental et le spirituel.

Dans cette approche holistique de l'être existant dans, pour et par la relation, la notion de soi est aussi inhérente à l'environnement, à ce qui nous entoure. Nous devrions nous percevoir comme totalité, en fait nous tentons tant bien que mal de faire vivre en unité harmonique, ce qui constitue notre *organisme* et ce qui est perçu comme environnement.

Cette *phénoménologie existentielle,* cette position d'être unique face à ce qui est différent de nous-mêmes, ne nous éloigne pas de la Tradition puisque celle-ci nous indique dans ses Chroniques, à travers les Noms divins qui y sont mentionnés, la direction à suivre.

Le Tétragramme, *HaShem*, Le Nom, nous l'indique dans Le Sien, grâce aux quatre lettres qui le composent. Quatre lettres qui signifient... ETRE. *Le Shem Avahia* , c'est le verbe être en hébreu, dans le sens existant, être en vie, être aussi bien au présent, au passé, au futur, en devenir, en accomplissement au niveau du monde de la pensée, de la parole et de l'action.

Chaque vendredi soir, lors du premier *Kiddoush* de *Shabbat,* sur la coupe de vin est rappelée inlassablement la dernière partie du récit de la Création, celle qui concerne le septième jour, *Yom HaShevihi* :

" Vaykhoulou HaShamaym Ve Haarets Ve Khol Tsevaham... Vayvarekh Elohim Et Yom HaShevihi, Vaykadesh Oto Ki Bo Shabat MiKol Melakhto Asher Bara Elohim ***Laassot -*** *Ils sont achevés les ciels, et la terre et toute leur milice... Elohim bénit le septième jour, il le consacre: Oui, en lui il chôme, le jour septième, de tout son ouvrage qu'Elohim a créé,* ***pour faire*** *" Genesis 2, 1-3*

Grâce à cette traduction très littérale que donne André Chouraki du texte, nous percevons mieux le sens, la direction de ce *Laassot,* qui en fait s'adresse à nous, comme une injonction pour/faire, vers le/faire, par/faire la Création, à la suite de l'apparent retrait de Son Créateur.

Le challenge est de taille, car ce monde a été créé à dessein, semble-t-il, pour que ses créatures en aient une vision duelle, vision du oui et du non, du bien et du mal, du *Tov* et du *Ra* , du plaisir et du déplaisir... Paradoxale demande que celle de créer, recréer, retrouver cette unité perdue dans la cascade du développement des mondes. C'est cependant le challenge dans lequel nous sommes *tous* engagés et à notre suite toute l'humanité.

Car le peuple juif est le peuple qui peut représenter toute l'humanité, et aussi, l'Unité de toute l'humanité fondée sur le Dieu Unique. Paradoxalement, en mettant son peuple *' 'choisi", Am Ségoula*, de côté, le Créateur le sépara de toute l'humanité. Nous touchons là au mystère juif. Certainement le mystère divin, le mystère du Divin.

Représenter l'humanité dans son Unité, préparer la restauration de cette Unité, tout en vivant une... séparation, tâche redoutable héritée par ce peuple, de maintenir, dans cette position si particulière, au fil des temps, indéfectible le lien entre Dieu et l'Homme.

TRADITION ET PSYCHOLOGIE CONTEMPORAINE

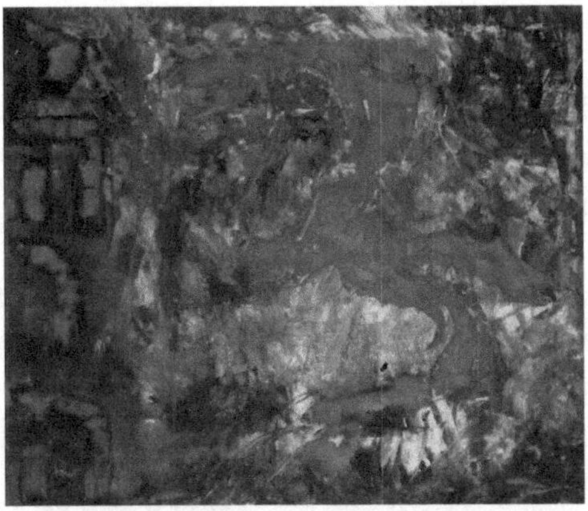

Les malaises profonds que l'humanité ressent sur un plan global ne sont que la résonance de crises identitaires et territoriales qui tentent d'être résolues en uniformisant. Entreprise louable certes, mais vouée à l'échec. Comment rendre à une humanité perdue un ersatz d'unité dans la multitude d'informations et de croyances dans lesquelles elle est noyée ?

La jeunesse se perd dans les mythes innombrables relayés par les médias qui laminent la faculté d'élaborer de chacun.

Dans ce temps qui se veut de mondialisation, le fanatisme apparait sous toutes ses formes. Aussi bien dans l'appel à la consommation à outrance que dans la conversion aux idéaux extrêmes, chacun est nié dans son essence et dans son individualité.

Dans la quête de sa propre vérité, de son soi profond, il s'agit de contacter le noyau sacré dont chacun est le dépositaire, retrouver son secret intime. Chaque être se doit cette élaboration de lui-même. Vouloir l'éviter, c'est souffrir des milles souffrances que nous continuons de détenir en chacun de nous. Les « *mal-a-dies* » ne font que symboliser grossièrement le défaut de perception que nous avons de nous-même, ainsi le mal nous dit à travers le physique depuis la psyché, d'où et de qui nous souffrons.

Les maladies de l'exil frappent les peuples déracinés. Les Juifs ne sont pas les seuls dans ce cas, ils en sont le modèle absolu. Les peuples qui vivent sur des terres qui leurs sont étrangères, éloignés de leurs traditions, souffrent de la même façon de ces maladies de l'âme.

Après plus de 5000 ans de pérégrinations, le peuple juif possède dans ses bagages une « ethnopsychologie ». La lecture de ses chroniques, les plus vieilles de l'humanité, sur lesquelles repose l'inconscient collectif de la majorité des êtres humains, nous prouvent quelque peu que nous ne faisons pas fausse route, que l'injonction faite à Abraham, le fameux : « *Lekh Lekha* ! », « Va vers toi-même !», nous nous devons de le suivre. Et cela nous mène irrémédiablement, ici, à Jérusalem dans ce lieu, berceau de l'humanité. Placé au centre du Monde Antique, Jérusalem constitue, de nos jours le laboratoire de réunification de tous les opposés, le point d'équilibre entre nos deux cerveaux, l'occidental et l'oriental. C'est le lieu de thérapie par excellence de tous les maux dont souffrent les pauvres humains égarés.

Retrouver son Unité

Redécouvrir à travers sa propre expérience son unité première. Pour ne pas se perdre dans cette quête nous pouvons nous appuyer sur ce qu'on appelle la Tradition. Il est important de connaitre son identité, de savoir d'où l'on vient, pour avoir une chance de découvrir vers où nous sommes censés aller, et comment nous y rendre.

Pouvoir rencontrer l'autre, supporter son contact sans défléchir, sans être agressif ou bien en avoir peur, sans se sentir agressé ou abdiquer de soi , en évitant de se perdre dans les paradis artificiels, les fantasmes et les mythes.

Quel défaut de nous-mêmes nous fait le plus souffrir ? Le symptôme physique s'il y en a un est presque secondaire ; il ne fait que symboliser grossièrement notre mal-être. Il ne sert à rien de vouloir à tout prix le faire taire, bien au contraire, nous nous devons formellement d'entendre ce qu'il a à dire, sous peine, en le supprimant de souffrir davantage. L'apaisement du symptôme vient comme le cadeau supplementaire, le bonus que l'on ne recherche pas, car la première récompense de la quête de soi, du *Lekh Lekha*, c'est justement la quête en elle-même.

Retrouver ses racines. Réunifier le corps et l'âme. Expérimenter. Ressentir. Elaborer.

LE CONTACT, UNE URGENCE DANS NOTRE MONDE DESHUMANISE

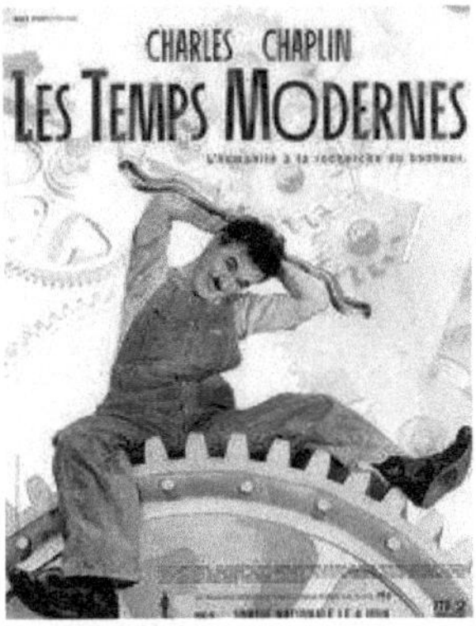

« L'important n'est pas ce qu'on a fait de moi, Mais ce que je fais moi-même de ce qu'on a fait de moi.» Jean-Paul Sartre

Un des faits dominants de notre époque est le prodigieux développement des moyens de communication « en temps réel » : journaux, radio, télévision, internet se sont modernisés et multipliés.

Chacun assiste en direct, et sans l'avoir sollicité, à une catastrophe humaine en Afrique, un match de football en Amérique du Sud, l'explosion d'une fusée américaine, des attentats en Israël ou une guerre en direct ici ou là.... Le monde entier vient à nous, sans que nous ayons d'effort à faire, ni de choix à opérer.

Ainsi la technologie et les médias ont dénaturé le contact : il n'est plus le fruit délibéré d'un désir de relation authentique à l'autre, mais un simple accident de parcours, dont nous nous sentons à peine responsables : nous « zappons » au gré du caprice de l'instant.

Paradoxalement, alors que le monde entier « pénètre » l'intimité de nos vies, par la télévision, le Net ainsi que par le téléphone portable qui vient interrompre sans préavis toute conversation, nous nous sommes rarement sentis aussi seuls, et la dépression, cette maladie du siècle, atteint, près de 40% de la population !

La France notamment détient le triste record du monde de consommation de neuroleptiques et antidépresseurs par tête d'habitant : plus de trois millions de Français utilisent le Prozac, le Temesta ou le Lexomil régulièrement !

Face à l'envahissement d'une technologie dépersonnalisante, face à la solitude et à l'anonymat que faire, comment mobiliser la créativité, valoriser le droit à la différence? Et que dire du droit à chacun d'exister comme il l'entend, d'être enfin reconnu dans sa spécificité ? Comment éviter que certains s'illusionnent en ayant recours aux drogues ou en cherchant refuge dans des sectes fermées ?

Ce sont quelques-uns de ces thèmes qui ont favorisé le développement de la Psychologie Humaniste et de la *Gestalt Thérapie*, en particulier.

Pourquoi « *Gestalt* » ? Que vient nous dire ce terme bizarre ?

Gestalt (prononcez Guéchtaltt) est un mot allemand qui désigne la *forme.* Le verbe *Gestalten* signifie mettre en forme, donner une forme structurée prenant sens pour nous.

Dès notre naissance, la première forme, la première *Gestalt* que nous reconnaissons, c'est le visage de notre mère, le nouveau-né n'en perçoit pas les détails, mais la forme globale est signifiante pour lui.

Dans une approche gestaltiste, on considère que l'individu n'est jamais seul porteur d'une souffrance car celle-ci est toujours vécue dans un type particulier de rapport à autrui.

Nous sommes au cœur de toutes les dimensions de l'homme (physique, affective, rationnelle, sociale, spirituelle) avec une prise en compte de ses contraintes existentielles : la finitude, la solitude, la perfection, la responsabilité, l'absurde, qui le confrontent à ses limites et aux limites de l'environnement dans lequel il évolue.

Entreprendre une *Gestalt Thérapie* c'est mettre l'accent sur la prise de conscience du contact de l'expérience actuelle dans « l'Ici et le Maintenant », mais cela englobe, aussi bien, la résurgence éventuelle d'un vécu ancien, en réhabilitant le ressenti émotionnel et corporel, trop souvent censuré dans une culture qui codifie sévèrement tout forme d'expression des sentiments.

Cette thérapie à vocation humaniste favorise un *contact* authentique avec les autres, un *ajustement créatif* de l'organisme à l'environnement, ainsi qu'une prise de conscience des mécanismes intérieurs qui poussent trop souvent à des conduites répétitives et périmées.

Elle met en relief nos processus de *blocage* ou d'interruption dans *le cycle normal* de satisfaction de nos besoins et démasque nos évitements, nos peurs, nos inhibitions ainsi que nos illusions.

La Gestalt Thérapie ne vise pas simplement à expliquer les origines de nos difficultés mais à expérimenter des pistes de solutions nouvelles.

GESTALT THERAPIE ANALYTIQUE

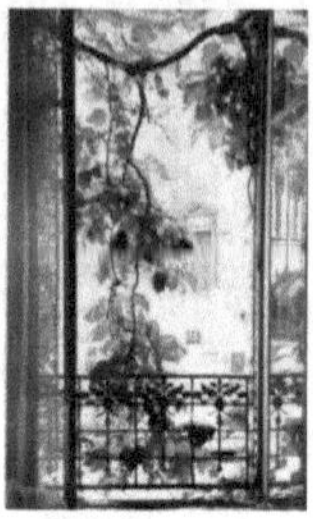

Gestalt est un mot allemand que l'on peut traduire par forme, configuration, pattern, structure signifiante, organisation de plusieurs éléments. Une forme structurée qui prend sens pour nous.

En psychologie, on a longtemps tenté d'isoler les éléments les uns des autres. La ***Gestalt*** elle, considère que ce qui nous est donné de percevoir n'est pas un agrégat de morceaux disparates, mais plutôt un ensemble de tous ces agrégats qui nous donne une perception globale, holistique qui est toujours plus signifiante que la somme de chacune des parties.

Si nous prenons, le visage de quelqu'un, c'est l'ensemble de son visage qui nous apparait et qui nous fait reconnaitre la personne, et non juste son nez, ses yeux ou chacune des parties de ce qui constitue sa totalité. Un champ de blé aura une signification différente pour deux amoureux en promenade, pour un fugitif qui cherche à se cacher de ses assaillants ou pour l'agriculteur.

L'image mentale de chacun sera différente, comme les images mentales du visage dans son ensemble des éléments disparates (nez, bouche, yeux....) qui le composent. Une symphonie est différente d'une succession de notes.

Chaque partie d'un tout est différente selon qu'elle soit seule, ou bien qu'elle appartienne à un tout.

Percevoir dans un contexte plus signifiant

Pour nos perceptions, tout ce qui se donne à voir, entendre, ou ressentir constitue une ***Gestalt***, un paysage, dont certaines parties sont de temps en temps au premier plan, le reste demeurant en toile de fond. Si vous êtes préoccupés par quelque chose, c'est comme si tout se liguait pour vous montrer d'autres signes en relation avec ce sur quoi vous êtes polarisés. Ces signaux s'allument automatiquement. Sans cesse se met en place un jeu de va et vient entre le fond et des formes émergeantes de ce fond selon son propre état d'âme.

Le cerveau ne peut faire deux choses en même temps, même si le temps entre deux opérations est très court.

Essayez de discerner sur ce dessin les deux profils et le vase en même temps.

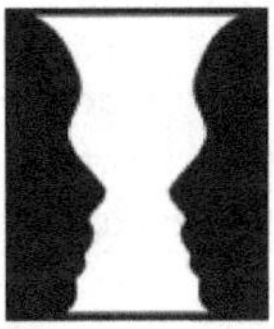

Impossible de focaliser sur deux niveaux en même temps. Dans la vie quotidienne, selon nos préoccupations, certaines parties de ce fond vont prendre forme avec plus d'acuité, pour laisser les autres éléments, qui à cet instant ont moins d'intérêt, en arrière-plan.

***Gestalt Thérapie Analytique*, qu'est-ce que c'est ?**

Il existe une conception de la souffrance mentale qui implique une discipline d'exploration de soi en présence de quelqu'un qui écoute et interprète, avec empathie et compétence. L'être humain est perçu comme un système ouvert en interaction avec son environnement. L'observateur fait partie intégrante du champ qu'il constitue avec ce qu'il observe. Un échange dynamique a lieu du fait même que nous observions ou que nous soyons observés.

C'est la conception dominante de ce qu'est une ***Gestalt Thérapie Analytique.*** La médicalisation et la rationalisation affecte la pratique thérapeutique. Le ***Gestalt Analyste*** observe avec attention et utilise la séance comme lieu de réalisation, laisse résonner la façon dont les patients expriment leurs expériences tout aussi bien à travers leurs symptômes, qu'avec leurs propres expériences d'eux-mêmes.

La connaissance de soi est fondamentale dans cette approche analytique et constitue la cure elle-même. Celle-ci se déroule sur la compréhension de la vie intérieure du sujet, de ses conflits inconscients, de ses pulsions instinctuelles et de ses mécanismes de défense, en se centrant sur la relation et les aspects de la conduite humaine. Etude des rencontres entre soi et le monde, au cours desquelles chacun donne forme à l'autre et dont aucun ne peut être séparé de l'autre sans appauvrissement et perte de sens.

Dans un fonctionnement harmonieux, la ***Gestalt*** est en mouvement constant, chaque aspect du fond de notre existence venant au premier plan au moment opportun pour recréer à partir de chaque situation nouvelle, la solution la plus adéquate. Chaque individu est interpelé par son environnement, et il lui est demandé une analyse de cette nouvelle ***Gestalt,*** et, selon ce qui va prendre le plus le champ, un discernement se fait jour qui permet à certains éléments de s'imposer.

Pour certains, l'analyse entre ces aspects et la décision qui en découle se fera difficilement, et la perception de la réalité sera polluée. Les maladies dont nous souffrons ne sont que la conséquence de cette vision erronée de la réalité.

Inhibition, colère aveugle, sous leur emprise nul ne peut juger d'une situation. Obsessions, préoccupations qui occupent tout l'espace mental ou affectif, il n'y a de place pour rien d'autre : une séparation non travaillée, un deuil évité empêcheront la libération de l'énergie emprisonnée dans la ***Gestalt,*** et la libération tant escomptée ne pourra s'accomplir. Et il se reproduira encore et encore, en toute "bonne foi", le même genre de conflit indéfiniment dans les relations.

En ***Gestalt Thérapie Analytique***, le thérapeute est un participant, observateur actif, faisant part de ses perceptions et de ses sensations à son "client" qui n'est plus alors laissé dans la position passive d'un patient. Les deux côtés sont en dynamique.

La thérapie *ne vise pas à répondre au pourquoi* et à expliquer le problème, ce qui contre toute idée reçue ne donne pas nécessairement la solution, mais se préoccupe plutôt du *comment,* en amenant à une prise de conscience de la façon dont le présent est organisé, de comment nous l'organisons. De cette prise de conscience, s'aménageront des espaces créateurs qui redonneront de la souplesse à sa propre faculté d'adaptation. Une réparation en quelque sorte de la "fonction zoom" grippée jusque-là, permettra une perception des situations de manière souple et non douloureuse.

Car les temps critiques de l'existence sont inévitables, et la créativité réside dans la capacité de chacun à recréer dans ces moments précis de nouvelles solutions. Cette habilité là nous en disposons tous, encore faut-il pouvoir la mettre en pratique.

Et si la santé mentale et physique résidait justement dans cette faculté...

AWARENESS ET CONSCIENCE

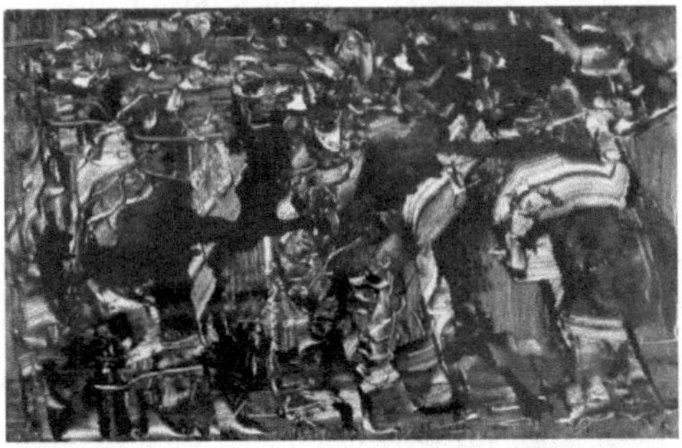

Chaque être se constitue au fil de la vie une manière de "voir le monde". Les différentes expériences qu'il lui sera donné de traverser vont lui permettre de se forger un système de croyances et de valeurs. Cette conscience l'aidera, avec plus ou moins de bonheur, à se confronter aux aléas qui ne manqueront de se présenter tout au long de son existence.

De la même manière une "Gestalt Thérapie Analytique" s'appuie nécessairement sur une philosophie, une façon de penser la nature humaine. Pour le Gestalt-thérapeute, l'Homme procède autant de facteurs d'ordre naturel, animal, physiologique, sensitif, instinctif, que de facteurs humains - intelligence, pensée, élaboration, langage, croyances spirituelles, représentation intérieure de soi et du monde environnant, éventuellement questionnement sur la causalité et la finalité de la création -, enfin de tout ce qui tisse les liens sociaux et culturels.

"Dans la théorie de la Gestalt-thérapie, la nature est évoquée comme une force très puissante et autorégulée, et il est postulé qu'existe une sorte de sagesse écologique qui consiste à coopérer avec cette nature beaucoup plus qu'à la dominer."
Jean-Marie Robine, in "La Gestalt-Thérapie", Ed.Bernet-Danilo, 1998.

L'être humain est donc perçu comme doté d'un organisme corps/psyché/âme constitué d'un conglomérat de forces qui pour la bonne santé physique et psychique se devront mutuellement de vivre en bonne intelligence, harmonie et unité.

La Gestalt-thérapie tend à développer la conscience et à élargir la gamme des comportements possibles. Le processus créatif qui va s'opérer au cours d'un travail de Gestalt Thérapie Analytique permettra rapidement de prendre le risque de répondre différemment à une situation donnée, en adoptant des comportements autres que ceux qui sont habituels.

En général, la démarche de "consultation" a, bien évidemment, comme premier motif, le désir de faire disparaitre un symptôme gênant, de remplacer un mal-être par un mieux-être. Fort heureusement de plus en plus la démarche est centrée sur une recherche d'une meilleure connaissance de soi, ce que Perls nommait le "voyage en thérapie". Géographiquement c'est le lieu clos- le cabinet du praticien - où le patient/client peut effectuer une exploration active de lui-même, où il peut vivre toutes sortes d'expériences sans crainte du ridicule, ni d'un jugement de valeur. C'est surtout au premier chef, la relation avec une personne – le thérapeute – qui est passé par des expériences similaires et dont la présence et l'attention encouragent la prise de risques.

C'est aussi le temps de "l'ici et du maintenant".

Car un des outils fondamentaux de notre travail c'est la prise de conscience, conscience immédiate, de ce qui se passe dans le "champ" que constitue l'expérience que je suis en train de vivre : awareness. Il ne s'agit pas ici de la conscience "réfléchie", dans le sens d'une réflexion réfléchie. Etre aware, c'est mettre en fonction tout le potentiel vital dont nous disposons dans une présence dans l'instant, de l'instant, et à l'instant. Dans cette conscience affutée tous nos aspects sont sollicités : notre animalité, nos forces instinctives, sensorielles, motrices, mais aussi intégratives, car s'opère dans l'être une conscientisation *consciente* de la totalité du champ de l'expérience de vie.

Seulement depuis cette position, la personne pourra trouver en elle les capacités pour restaurer cet élan vital, ce mouvement de vie qui est dans notre propre nature. C'est un processus actif de croissance qui pousse "instinctivement" vers la réalisation de soi.

Cette quête à travers ses propres expériences permet, sans nul doute, d'accéder au niveau le plus intime du soi. Jung nommait ce lieu... le *Noyau Sacré.*

Tout être humain par héritage est enrichi de cette fonction/qualité supérieure.

C'est un Don Divin ...

"Car la vie est celle que chaque personne expérimente pour elle-même. C'est un phénomène unique pour chacun et immédiat dans son Ici et Maintenant."
Marie Petit in "La gestalt, Thérapie de l'ici et maintenant" Ed. ESF 1984.

LA BEAUTE SOIGNE

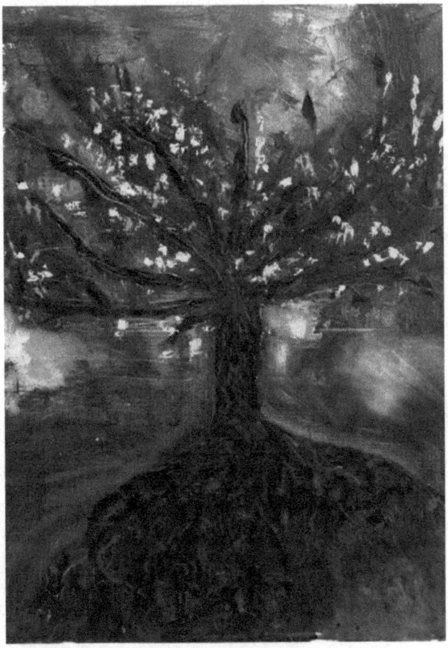

"Le temps qui passe et qui transforme la matière inerte, laisse sa trace dans la matière vivante qui se souvient" *Henri Laborit, in "Biologie et structure", Ed. Gallimard 1968*

Notre mémoire met en réserve, semble-t-il, depuis notre naissance, et certains disent même depuis notre vie fœtale, des *"traces d'évènements énergétiques"*, comme les nommait Henri Laborit.

Ces *Réshimot, impressions/allusions* s'inscrivent, s'engramment tout au long de notre vie au plus profond de notre être, et cela au cours des innombrables échanges que nous avons avec notre environnement.

Donc, par l'intermédiaire de nos sens se stockeront, au sein de la totalité de ce qui constitue notre organisme (physique, psychologique, animique et spirituel), toutes sortes de mémoires de nos expériences, qui continueront de nous "travailler" sans relâche, et au-delà de notre propre consentement. Ces informations, ces *traces énergétiques* subsistent en nous, encapsulées, étiquetées labellisées: bon ou mauvais, vrai ou faux, beau ou laid...

Ces *valeurs ajoutées,* nous les décrétons en fait, uniquement en fonction de notre propre égo...isme individuel ou social. Car il nous sera aisé de convenir que ces jugements de valeur sont totalement empreints de subjectivité, et que telle chose, ou tel objet que nous estampillons même inconsciemment (sic), est en fait tout autre que la représentation que nous nous en faisons dans notre cerveau. Les *mots* dont nous chargeons toutes ces rencontres cristalliseront certains évènements plus que d'autres, et ensuite il nous sera extrêmement difficile de nous dissocier de l'impression inscrite en nous.

Et sans un travail de déplacement il semble *impossible d'envisager un autre possible.* Créer quelque chose de nouveau, de plus harmonieux, qui ait plus de sens pour nous, semble au-dessus de nos forces.

Formatés par une certaine manière de percevoir le monde, et ainsi programmés pour un certain type de réaction, notre pouvoir créateur, bridé, ne pourra exprimer totalement son potentiel.

Car les mots qui portent nos pensées créent de véritables structures dans lesquelles nous nous trouvons "pris".

Ces traces mnésiques peuvent demeurer muettes, mais lorsqu'au cours de nos expériences elles se rejoignent et font r*ésonance* avec quelque chose du même ordre que nous sommes en train de vivre, elles deviennent alors significatives, et nous nous trouvons alors pris en otages pas le mode réactionnel mis en place en amont. C'est comme si nous souffrions de quelque chose, ou d'une maladie qui n'existe plus, mais que nous continuons d'entretenir faute de savoir réagir autrement. Expression du désordre que nous qualifions bien évidemment négativement. Car il n'est pas difficile d'admettre que ce qui est bon, qui nous fait du bien, ou qui est utile et beau est plus ordonné et plus signifiant pour chacun de nous que le contraire.

Une morale de l'esthétique, incontournable pour l'individu, pour chacun des groupes humains et donc pour toute l'humanité. Esthétique, harmonie de l'homme avec tout son environnement.

"L'esthétique est une création et participe de la Création. Elle est en perpétuelle évolution et nous en sommes les seuls responsables."

Dans la chaine de l'évolution l'être humain est celui qui parle, il est nommé ainsi dans la Tradition, le *Médaber,* le parlant. Il est la nouveauté car avant lui les archives de la Création *"se stockaient dans la matière, et avec son apparition un autre mode de stockage apparait. Le langage qui est le nouveau moyen de mettre en réserve les expériences des générations, en un signal sonore ou optique... Héritage génétique, héritage sémantique".*

Il est bien entendu que chacun y ajoutera son expérience personnelle, mais elle sera modelée par le langage. C'est par le *langage* que nous faisons vivre le social, et que nous atteignons une connaissance que nous définissons comme *notre* réalité, alors qu'en fait nous sommes objets des différentes traces laissées par nos expériences, et chacun à travers son propre langage percevra une réalité de son cru.

Deux êtres parlant la même langue peuvent utiliser les mêmes mots tout en leur donnant une signification différente, car les informations qu'ils auront stockées grâce à ces mots l'auront été au cours de vécus totalement dissemblables.

Alors, comment se guérir, se déprendre des mots/maux erronés, de ces inscriptions néfastes, encombrantes?... Grâce à d'autres mots ou *en changeant le regard* que nous portons sur eux.

Au cours d'une thérapie, nous nous rendons compte du poids portés par les mots, des limitations qu'ils peuvent engendrer. Heureusement, *"la cure va permettre de produire du nouveau, faire surgir du nouveau en s'enfonçant, en se perdant dans l'ancien pour enfin s'en déprendre et se trouver."*

L'inconscient de Freud en lui soufflant cette définition du travail thérapeutique, allait lui permettre de remettre à jour une "technique" que la Tradition perpétue chaque année, avant le passage que constitue *Rosh Ashana*. Ce processus se nomme *Teshouva,* retour, réponse, repentir que malencontreusement beaucoup réduisent à un "retour" au religieux.

Un de mes maîtres se plaisait à nommer ce concept en anglais : *"Come in back to the future".* Chaque année, durant cette période de la fin de l'été, cette conscientisation en forme de retour, nous est facilitée. Une manière tout en étant à 100% dans son présent, de voyager dans son passé, de le soigner et ainsi de libérer son futur.

Une véritable thérapie de la parole par la parole.

C'est un processus qui va bien au-delà du religieux. Il est de l'ordre de l'universel et cela concerne toute l'humanité qui n'a guère d'autre choix que de s'atteler sérieusement à ce travail. Cette tâche d'introspection, nous ne devons pas l'effectuer juste une fois par an, mais d'une manière constante.

Rosh Hashana est un événement qui concerne l'universel, c'est le sixième jour de la Création, création du premier homme, Adam, père de la grande famille des *êtres humains*, des *Bnei Adam*, des fils d'Adam; nous fêtons en quelque sorte "l'anniversaire " du premier être parlant, sachant nommer les choses. L'hébreu, nous indique que la racine du mot *chose* est la même que celle du mot *parole, Davar.* Le mot sert à définir la chose et à s'en souvenir. La chose elle, disparaitra, mais le mot restera, car il est éternel.

Ainsi, grâce à ce "retour sur soi', sur ses propres créations plus ou moins esthétiques, l'occasion nous est donnée d'en soigner le sens et ainsi d'en révéler une réalité nouvelle, restaurée.

L'équilibre, l'harmonie, la colonne centrale, la symétrie, le Beau en résultera, porteur de guérison. Beauté se dit en hébreu *Tiféret.* Et cela nous en dit un peu plus dans la langue du Sacré car les cinq lettres de ce mot peuvent signifier : *Térapé*, T*hérapie,* suivi d'une lettre de l'alphabet hébraïque, la lettre ת, *Taw*.

Tiféret = Beauté = Térapé Taw = Thérapie du Taw. La lettre T*aw* signifie, et c'est le cas de le dire, *signe, signal, onde, trace ...*

« La Beauté thérapie du signe, la Beauté signe de thérapie » ...

LE POUVOIR DE LA PAROLE

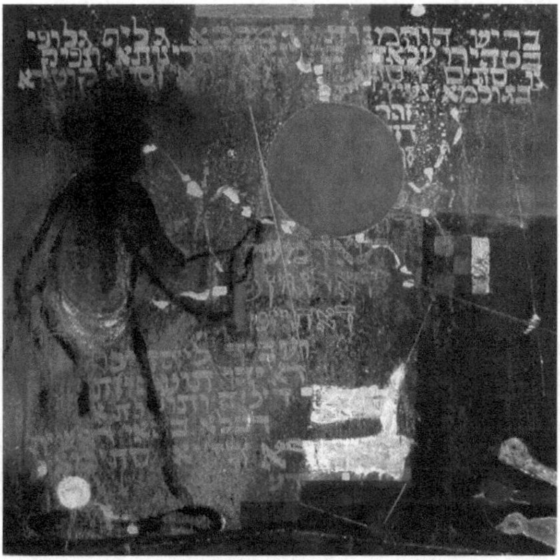

"Les paroles étaient à l'origine incantation et la parole a encore aujourd'hui conservé une large part de sa puissance incantatoire d'antan. Par des paroles, un être humain peut en combler un autre de bonheur ou le pousser au désespoir."

Sigmund Freud. Conférences d'introduction à la psychanalyse

Dans toutes les synagogues du monde, a résonné, *Bereshit,* le récit de la Création, qui nous rappelle aussi l'apparition d'Adam, le premier homme à inaugurer l'ère du parlant. Se réclamer de l'humanité, c'est accepter d'être un *fils d'Adam*, un *Ben Adam*, et par cela accéder à un statut autre que celui du reste de la Création avec tout ce que cela incombe.

Ben Adam signifie en hébreu, tout simplement... *Etre Humain.* Dans la classification des différents règnes de la création : minéral, végétal, animal et humain, le règne qui nous concerne n'est pas appelé celui du *Ben Adam* comme on pourrait s'y attendre, mais celui du *Médaber,* littéralement du... *parlant,* de celui qui parle, de celui qui sait, et peut nommer les... choses. En hébreu, le jeu de "mots" est d'autant plus savoureux que le mot *chose* est le même que le mot... *mot, Davar.*

Par la force des mots, la force des choses.

Cette faculté unique distinguant l'homme lui confère, dans le même temps, une responsabilité certaine envers le reste de la Création qui, elle suit scrupuleusement l'ordre établi. Les lois de la Nature constituent la réalité première d'autorégulation à travers les fonctions de vie : respirer, se nourrir, se mouvoir, s'abriter, se reproduire etc. Par contre, le parler n'est pas seulement un outil de communication utile pour échanger avec ses contemporains. Il permet d'analyser, de symboliser en se racontant cette réalité. Car l'être humain se situe certes dans le corps physique, mais en plus, grâce à la distinction conférée par la parole, il accède à un niveau *méta* physique, littéralement, au-delà du physique, à ce qu'on appelle *la fonction symbolique*. Il peut poser une réflexion sur le physique, se représenter dans sa conscience le monde environnant, et cette fonction d'élaboration va irrémédiablement influer sur le cours des *choses*, quelquefois à corps défendant, c'est le cas de le dire.

Croyons-nos au formidable pouvoir de la parole ? En fait, il ne s'agit nullement de croyance, c'est une loi fondamentale, et que vous y croyez ou non, que vous connaissiez ses rouages ou pas, elle fonctionne de toute manière. Le téléphone portable que vous utilisez, y croyez-vous ? Connaissez-vous tous ses microcomposants ? Pourtant vous l'utilisez, et cela vous est bien utile... certaines fois.

Nous ne sommes pas heureux ou malheureux par hasard, ou par malchance... Des stratégies conscientes et inconscientes créent nos humeurs et nos états d'esprit.

Qui ne s'est déjà retrouvé déstabilisé par des émotions dévastatrices qui l'ont emprisonné dans des pensées polluantes les plus noires ? Pouvez-vous alors faire de la réalité une lecture juste et objective ? Avez-vous eu une autre alternative que de la percevoir déplaisante, néfaste, voire désespérée ? Et cela peut malencontreusement mener au pire...

Vincent Van Gogh, dont on connait la triste fin, dans un échange de lettres avec son frère Théo lui confiait : *"Dis-lui que mon grand désir est d'apprendre à faire de telles inexactitudes, de telles anomalies, de tels remaniements, de tels changements de la réalité, qu'il en sorte, mais oui, des mensonges si l'on veut, mais plus vrais que la vérité littérale."*

Notre égo comme touché par une disgrâce peut alors nous faire commettre les extrémités les plus fatales, et cela en toute bonne foi !

"La réalité de pensée doit vivre de son existence, mais encore y survivre" nous dit la psychanalyste Martine Bacherich.

Cette responsabilité de *Medaber*, qui nous incombe et que j'évoquais plus haut, consiste à *parler juste pour créer du juste.*

Ou bien utiliserons-nous le libre arbitre redoutable qui nous a été octroyé, pour finalement jeter nos paroles à tort et à travers, sans considération aucune de la puissance créatrice des mots qu'elles contiennent. Autant de "paroles de sorcières", d'imprécations malfaisantes, de malédictions retentissantes lancées à la va-vite, sous le coup d'une émotion, à chacun la sienne: colère, honte, tristesse, jalousie, etc., la liste n'étant pas exhaustive.

Ce pouvoir divin nous donne la puissance de créer la réalité que nous aurons à vivre.

" *Takhchov Tov Yhiéh Tov - Pense bien, ce sera bien"*, nous conseillent les maitres de la *Hassidout*. Cette maxime est plus profonde qu'il n'y parait. Nous façonnons par nos pensées la réalité que nous vivons. Et il nous revient d'utiliser à bon escient cette force gigantesque pour engendrer des créations harmoniques.

Car les symboles contenues dans les histoires que nous nous racontons, s'adressent aussi au cerveau émotionnel, et y provoquent des affects, qui peuvent nous leurrer facilement. Et toute notre réalité se construira autour de ces histoires.

Nous sommes véritablement habités des mots que nous avons entendus, avalés, introjectés. Notre propre identité en dépend. Ces signifiants ont influencé notre pensée, notre caractère, notre être, et du coup notre relation au monde environnant. Ces *contenants symboliques* nous constituent en tant qu'être unique se réclamant d'un groupe humain appartenant lui-même à la grande famille de l'humanité. Chaque groupe se structurant grâce à ce que nous appelons des *contenants symboliques de groupe*.

"C'est par l'intermédiaire du langage, que le milieu social où l'homme nait, grandit et vit, lui fait acquérir une connaissance trompeuse parce qu'il a tendance à la prendre pour la réalité. " Henri Laborit. Biologie et Structure.

Freud nous dit, cette fois dans « L'interprétation des rêves », que *"la réalité psychique est une forme d'existence particulière"*. Avant lui dans ses propres écrits, Rabbi Nahman de Breslev nous prévenait : " *Prenez grand soin de préserver vos pensées, car elles peuvent littéralement créer une chose vivante... Vous devez préserver vos pensées par-dessus tout"*.

Cette loi fondamentale inhérente à la Création, nous a été transmise par le père de ce que l'on nomme le Monothéisme, Abraham, dans le premier des six chapitres succins qui composent le *Sefer Yetsira* :

" *... HouBara Eth Olamo beShlosha Sefarim, beSefer, veSefar veSipour - Et Il créa son monde avec trois livres, avec le texte, avec le nombre et avec la communication."* Sefer Yetsira 1:1

Un monde créé par des mots, en quantité définie et qui ait du sens...

PESSAH* : BOUCHE DE VIE

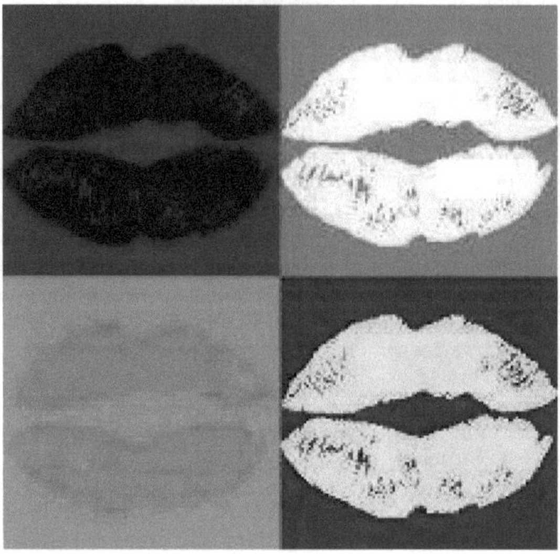

"La vie et la mort j'ai placé devant toi, la bénédiction et le malheur.
Et tu choisiras la vie, pour que tu vives toi et ta postérité" Deutéronome 30-19

Le but suprême du Créateur n'est-il pas finalement de permettre à sa créature d'accéder à la connaissance de son être, afin de lui rendre éventuellement possible… la Connaissance de Son Etre ? Or, ce Travail Divin ne peut se concevoir sans paroles.

Car sans paroles, sans mots, *il n'y a pas … d'existence.* Si je ne dispose pas d'un langage qui exprime ma pensée pour parler, expliquer, raconter le monde qui m'entoure et qui forme ma réalité, eh bien, ce monde n'existe pas, car la notion d'existence commence à exister, si je puis m'exprimer ainsi, lorsque je peux en parler.

La parole fait exister.

La parole transcende la nature, elle lui est *sur/naturelle,* et c'est cette transcendance sur l'ordre naturel des choses qui en fait un don divin.

Mais sommes-nous tout à fait conscients de ce formidable pouvoir ? Formidable certes, mais quelque peu terrifiant car capable de créer aussi bien le meilleur… que le pire.

Car la parole est TOUT ce qui constitue un *Médaber*, un parlant comme est nommé l'humain dans La Langue du Sacré.

Lacan évoquait " *la nature de l'être parlant".* Dans la langue de Lacan, l'humain équipé de cette fonction symbolique est un " *parleêtre",* et si par malheur cette fonction est déficiente il n'est plus qu'un " *parêtre",* un " *s'emblant"* !

L'homme est un parlant, mais il est d'abord "parlé", c'est-à-dire qu'il s'inscrit dans un langage, dans une structure qui le précède. L'humanité, constituée de tous les *parlants* de la planète, s'est structurée, autour de paroles (plus ou moins) sacrées.

La Tradition qui nous touche s'appuie sur Dix Paroles créatrices de notre réalité. Cependant, *"La Parole s'était engluée dans la matière qu'elle avait créée pour la manifester." Abraham Livni*

Une pensée peut être libre, vivante ou au contraire étriquée, confinée et étouffante.

Le mot *Mitsraïm, Egypte* en hébreu, vient d'une racine qui signifie *rétréci, étroit, étranglé.* L'humanité, si nous pouvons encore la nommer ainsi, est arrivée au même point de rupture auquel était arrivée la civilisation égyptienne.

Les pseudos libérations ont toujours irrémédiablement échoué dans la violence, le mensonge et l'arbitraire, car il y a bien longtemps que l'homme a perdu toute idée de ce que peut être l'Homme, car pour libérer l'homme, encore faudrait-il avoir une idée de l'Homme et de ce qu'est la liberté.

Le mythe du bonheur assuré par la satisfaction, si possible, immédiate de tous les désirs, érigé en dogme, en enseignant l'individualisme forcené, a contraint l'homme pulsionnel à faire le sacrifice de son *être* sur l'autel de " *l'avoir* " à tout prix. Ersatz de liberté, cette nouvelle forme subtile de l'Egypte, par cette supercherie, a créé une société de dupes qui s'est soumise de "bonne foi" à la loi du ni dieu, ni maître.

Leurs *Je* ainsi confisqués, les hommes, rendus incapables de parler en leur propre nom, se sont retrouvés privés de leur statut de *Médaber.*

Le *Je* étouffé, le *Nous* ne peut exister. Il ne reste plus de peuples au sens que nous lui connaissons, tout juste une masse indifférenciée, mondialisée. Le tour est joué, l'âme kidnappée, le meurtre psychique consommé.

Sur le mont Sinaï, les divines injonctions ont été transmises à Moïse, homme/sujet/libre, n'ayant jamais souffert de l'esclavage. Et c'est le Sujet par Excellence : *Anokhi,* le Super *Je,* qui s'adresse pour la première fois, avec un Tu, à des encore esclaves/objets, qui vont enfin expérimenter leur nouveau statut de libres/sujets.

Paradoxalement, c'est en acceptant l'assujettissement à un Etre supérieur, que libérés de notre illusion de toute puissance, nous accédons à notre être véritable.

"L'Egypte représente l'aliénation d'un monde qui ne peut se dépasser et reste prisonnier des

forces mises en œuvre pour sa création. La sortie d'Egypte n'est pas seulement vitale pour Israël, elle est également vitale pour le monde. " Le retour d'Israël, et l'espérance du monde - Abraham Livni

* ***Pessah:*** **Bouche de Vie** : Si l'on décompose le nom *Pessah* : *Pé* signifie Bouche et *Sah* dont la valeur numérique est de 68 nous renvoie au mot Haïm qui possède le même poids, la même valeur énergétique que *Sah.*

(à l'inverse) ***Parho*** **(Pharaon en hébreu) : Bouche de Malheur** : Si l'on décompose le mot *Parho* : *Pe* signifie toujours Bouche et *Ra* signifie Malheur.

BABEL OU LA CONFUSION DU NOM

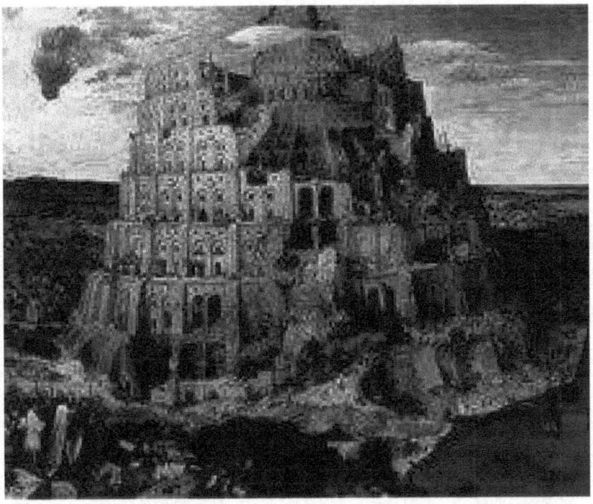

"...Dieu se croit en droit de faire toutes sortes de semonces aux personnes à qui il a fait un petit cadeau du genre « petit-petit-petit » comme on donne aux poulets, Il a appris à Adam à nommer les choses, Il ne lui a pas donné le Verbe, parce que ce serait une trop grosse affaire ; il lui a appris à nommer. Ce n'est pas grand-chose de nommer."
Conférence de presse de Jacques Lacan à Rome. 1975

Le Verbe avec une majuscule, effectivement ce n'est pas une mince affaire. Si on ne commet que du verbiage, les mots resteront lettres mortes. Nous avons déjà évoqué ce pouvoir de la parole, " *source du meilleur, il pouvait aussi engendrer, utilisé à mauvais escient, le pire".*

Un autre écueil serait de vouloir enfermer le verbe, vouloir le rendre unique. La tentative d'uniformisation dans une pensée mondialiste, pour le bien de l'humanité (sic) n'est pas nouvelle, initiée déjà dans les premiers temps par une génération, celle de Babel, fière d'avoir trouvé la solution:

" *Vayehi kol HaArets Safa Ehat OuDevarim Akhadim - Et toute la terre une seule lèvre (langue) et des paroles unies... Bâtissons-* ***nous*** *une ville et une tour. Sa tête aux cieux. Faisons-* ***nous*** *un nom que* ***nous*** *ne soyons dispersés sur la surface de la terre.* " Genèse 11:1.4

Et c'est ce projet qui semble, somme toute, assez innocent, voire humaniste qui amènera justement la dispersion tant redoutée. Passage à l'acte de Dieu, jaloux de son pouvoir omnipotent? On reconnaitra plutôt l'acte salutaire d'un Créateur conscient du péril mortifère que courait sa créature.

En effet, si la langue devient unique, elle ne peut plus éclairer les différences, « *au lieu de constituer une alliance entre des "Je" parlant chacun sa parole, le "Nous" devient factice, première non-personne du pluriel. Cette parodie d'harmonie, unanimité? Non, car pour faire une seule âme encore faut-il que chacun n'ait pas perdu la sienne.* » *Marie Balmary in Le Sacrifice interdit Éd. Grasset*

Leurs " *Je*" ainsi confisqués, les hommes, rendus incapables de parler en leur propre nom, se retrouvent dépossédés de leur statut de *"Médaber"*. Si le " *Je*" est étouffé, le " *Nous*" ne peut plus "ex-sister", être en dehors, dans la diversité des peuples, des terres, des langues, il est tout juste une masse indifférenciée, mondialisée. Le tour est joué, l'âme kidnappée, le meurtre psychique consommé.

Babel totalitaire. Une seule voix, un seul lieu dans lequel chacun perd son nom au profit du nom collectif. Universelle égalité, uniformité, une revendication majeure de chacun et de tous. Etre tout, avoir tout, atteindre tout, et à l'unanimité.

Seulement, l'être parlant cesse alors d'être lui-même, c'est la voie sinistre, celle de gauche, celle qui mène à la mort, l'annulation de la naissance, la *dé-création*. La confusion dans l'indifférencié de l'avant naissance, lorsque chaque besoin était comblé par une matrice bienveillante. Une société, grande mère, toute puissante, dans laquelle il n'y aurait ni autre, ni étranger, ni Grand Autre. Pas d'altérité, plus aucun risque. Pas de nouveauté, et le pire, plus aucun manque. Seulement, sans manque, pas de désir, et sans désir... fin de la vie. Mort de l'âme et du biologique. Dieu nous en a préservés... pour l'instant.
Le même Jacques Lacan, cité plus haut, au congrès de Strasbourg en 1976 : *"Le manque me manque. Quand le manque manque à quelqu'un, il ne se sent pas bien."*

Alors, que les hommes y trouvent quelque chose à redire ! De tout temps, s'autoriser à recontacter sa créativité enfouie, sous peine de finir au mieux hospitalisé ou embourgeoisé, au pire lobotomisé, robotisé en une humanité (sic) uniformisée.

Pourrais-je tenter la moindre communication sans les mots que j'utilise, les signifiants qui sortent de ma bouche et les lettres dont je laisse une trace sur cet écran?

Je dis juste que si nous existons, c'est que nous en avons conscience, et que cela n'est rendu possible par le pouvoir de la parole que je pose sur les choses de ma vie. Je perçois et j'y trouve du sens. Si je peux me figurer que j'existe, une pensée doit m'en informer et ceci grâce à des noms signifiants, éclairants de sens ma réalité.

Si je ne peux me faire une représentation de ce qui vient à ma rencontre, s'il m'est impossible de parler depuis mon état de sujet, ou de me figurer ce qui m'entoure, si je suis dans l'incapacité de me demander ce que je fais ici, alors qu'est-ce que je suis? *Suis-je seulement?*

Etre détenteur d'une parole renouvelée, libérée, c'est accepter de devenir le créateur de sa vie, de prendre la place qu'Il nous a octroyée. C'est désirer, réaliser, inventer l'avenir.

C'est de ce lieu que pourra éclore toute créativité. Et cela implique une forme de rigueur, mais aussi une certaine tempérance, une dose de discernement, de sagesse, de volonté, de courage, d'abnégation, d'indulgence, d'humour et surtout... d'*Amour.*

VIVE LE VERBE ETRE !!!

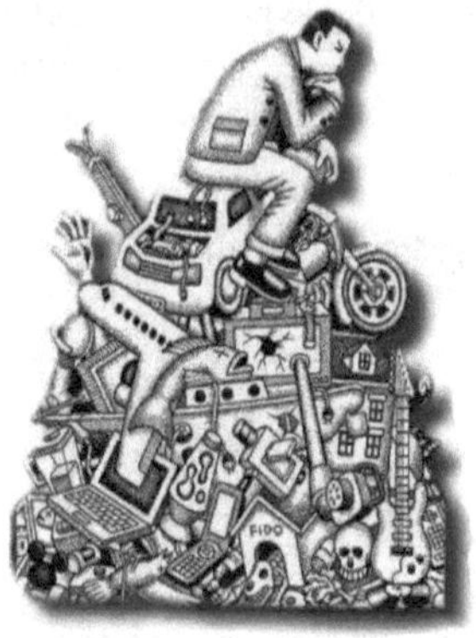

"Je jouis donc je suis" ou je veux bien me le faire croire...

Ce que nous nous plaisons à nommer l'économie libérale (sic) et les échanges marchands qui en résultent, engendrent un discours ambiant en forme d'injonction à la consommation. Erigé en dogme, enseignant l'individualisme forcené, le mythe du bonheur assuré par la satisfaction, si possible, immédiate de tous les désirs, a contraint l'homme pulsionnel à faire le sacrifice de son être sur l'autel de l'avoir à tout prix.

Nous sommes sollicités sans cesse par de nouveaux objets inventés quotidiennement qui nous rappellent au nouvel ordre mondial : acheter et profiter de ces jouissances en perspective sous faute de souffrir irrémédiablement d'un manque insurmontable. Comme ce discours est social, l'injonction à la *"jouissance à tout prix"* se double d'une injonction à l'exhibition de celle-ci en toute bonne conscience. *"Jusqu'ici une forme de culpabilité permettait une certaine retenue à nos pulsions diverses et variées, aujourd'hui nous voyons apparaitre une revendication grossière au droit à la jouissance. On le voit dans toutes nos pratiques, dans la multitude de ce qu'il est convenu d'appeler les petites incivilités de la vie quotidienne et qui sont en réalité de grandes mufleries."*

Comme nous sommes à peu près revenus de tout, alors il faut jouir au maximum tant qu'on est vivant, et après nous le déluge. Ce développement de l'appétence pour la jouissance sans limite se double d'un phénomène d'accoutumance. Notre époque flirte familièrement avec l'horreur : nous nous y habituons. Figures de l'autorité à la dérive, dépression endémique, jeunesse en errance, suicides, toxicomanies, violences inédites.

Chacun est invité à lever toute inhibition pour accomplir pleinement son fantasme. Ce qui hier devait être voilé, caché, refoulé, devient aujourd'hui exhibé, objet de jouissance assumée.

En effet, une nouvelle morale apparaît concernant la jouissance : elle semble désormais envisagée comme un droit et génère une nouvelle forme de politiquement correct : personne n'est autorisé à critiquer quelque jouissance que ce soit. N'est plus reconnu comme valable un discours qui viendrait la remettre en cause, ni sa satisfaction. Finie la culpabilité, finis les interdits, enfin libres... Seulement il y a un hic !

Car un monde ou l'autre n'a de substance que par rapport à la jouissance qu'il procure, c'est un monde de pervers, un monde de criminels en puissance dans lequel on peut tuer l'objet du désir dès qu'il cesse de procurer une jouissance.

Réduire l'autre à un objet qu'on peut envoyer à la casse une fois consommé, pratiquer le sexe sans séduction, condamner à la déchetterie sociale les vieux travailleurs usagés, résoudre à coups de barres de fer les menus litiges, mépriser la loi en toute mégalomanie, tout cela entraine inévitablement une impossibilité de lien avec soi et avec l'autre. *"En ignorant les limites de son désir, on ne peut se poser de limites à soi-même – des limites qui, en nous séparant du monde, nous mettraient en contact avec lui."* In *' 'L'homme sans gravité - Jouir à tout prix"* - Entretiens entre *Charles Melman* et Jean-Paul Lebrun - Ed Folio Essais

Paradoxalement, c'est cette absence de lien qui constitue en fait notre aliénation, notre souffrance, notre difficulté de plus en plus grande à devenir les sujets de nos vies.

Une loi fondamentale semble indiquer que nous ne pouvons accéder à la jouissance qu'à la condition qu'une légitimité à le faire nous ait été donnée par... Dieu, par un père qu'il faudrait servir, pour lequel il faudrait "se sacrifier". Cette figure du *' 'Grand Autre* " est là pour nous rappeler les devoirs qu'il nous impose et la dette que nous aurions à son égard, notamment la célébration de son nom, la prospérité de la lignée. Il est à la fois invitation au franchissement d'une limite, tout en la respectant !...

Par contre, l'économie libérale invite à se passer du père : il n'est même plus nécessaire à la reproduction. C'est un personnage devenu anachronique. En même temps que se délite la famille, on assiste au déclin du patriarcat, tandis qu'une forme de matriarcat familial s'étend au fonctionnement social. On assiste ainsi à une nouvelle idée de la transmission et de l'exercice du pouvoir, à sa féminisation. L'idée c'est que le modèle absolu c'est le sein, le sein maternel qui abreuve, qui permet au sujet d'être repu; et aussi que le pouvoir est exercé par la mère dans cette croyance en la transmission des valeurs aux enfants à travers son amour, et non par le ''sacrifice'' et par l'autorité d'un père.

La mère peut exercer son ''autorité'' à partir de l'amour réciproque qu'elle vient susciter. Elle ne demande pas à son enfant de renoncer à elle. Si c'est un garçon, elle lui demande, soit de prouver sa virilité en étant un Don Juan, soit de renoncer à la sexualité pour se vouer au culte maternel. Lorsqu'il s'agit d'une fille, un sentiment d'infériorité la situe dans une position de miroir par rapport à sa mère qui devient alors un idéal inaccessible. L'idée de l'interdit de l'inceste ne fonctionne plus clairement.

Ce développement du matriarcat est en lien avec la généralisation de l'idéologie néolibérale ambiante qui ne souhaite plus s'embarrasser d'interdits.

La conséquence de tout cela c'est que le contemporain souffre constamment de la vanité de ce qu'il fait et donc de la difficulté d'être sujet, de l'impossibilité de s'accrocher à quelque chose qui fasse sens, qui justifie ses entreprises, qui l'arrache à l'équivalence généralisée.

Si le refoulement n'a plus lieu d'être, à cause de la disponibilité générale de la jouissance, alors nous ne pouvons plus nous surprendre nous-mêmes Nous sommes condamnés à la platitude d'un monde où toutes les expériences se vaudraient, où rien ne ponctue notre vie psychique, où rien ne nous remet sur une voie inouïe, une voie que nous n'aurions pas encore explorée. Or, se surprendre soi-même, c'est tout simplement être capable de vérité.

Si nous ne sommes plus surpris par ce qui nous vient à l'esprit, si l'idée n'est plus un événement, il n'y a plus de pensée, non plus de désir. Alors ce n'est pas encore tout à fait la barbarie généralisée, c'est plutôt l'indifférence morbide.

Les jeunes aujourd'hui, ce dont ils souffrent, c'est de la liberté. Nous avons voulu les dispenser de toute aliénation, ce qui part d'un bon sentiment, seulement maintenant qu'ils sont *libres* (!) : Où aller ? Que vouloir ? Que faire ?

Les "pathologies de la liberté" semblent paradoxalement aller de pair avec la propension à la fois à s'autoriser de soi-même, mais aussi à partager, à envisager le monde de manière globale et humanitaire. Le bonheur supposé dans l'égalité, alors que l'inégalité est l'une des conditions du désir. Car le désir naît de l'inégalité.

Que Dieu nous garde du manque de manque !

Du coup, à tous les niveaux de l'échelle sociale, des groupes se constituent, faits de pseudo égaux/égos, de semblables. Le ciment provient d'une identification imaginaire des membres entre eux. C'est dès lors le dissemblable, dont l'humanité n'est pas reconnue, qui est rejeté hors du groupe. Il n'y a plus de rapport avec l'altérité, mais uniquement des rapports avec des semblables, des rapports de moi à moi, de frère à frère. Ce dispositif, dans lequel la parole ne sert qu'à s'admirer réciproquement, génère les phénomènes de castes, de bandes et l'agressivité.

Les personnes qui viennent aujourd'hui consulter témoignent directement des conséquences de cette nouvelle économie psychique : des difficultés à trouver un projet personnel, des difficultés conjugales ou professionnelles. L'identité des jeunes, y compris sexuelle, est inquiète. Une autre manifestation de ce phénomène est l'hyperactivité du jeune enfant. Tous viennent en consultation retrouver une organisation du désir.

Quelle instance reconnaissons-nous encore aujourd'hui comme autorité ? Une autorité devant laquelle non seulement nous témoignerions du respect, éventuellement vers laquelle nous pourrions adresser des prières...

Car paradoxalement en acceptant l'assujettissement à une Instance Supérieure, libérés de notre illusion de toute puissance, nous accédons à notre être véritable.

Et le poète inlassablement de nous rappeler:

"Que le verbe avoir ne soit désormais qu'un mauvais souvenir, remplacé à jamais par le seul qui peut guérir. Vive le verbe être. Nous sommes la nouvelle espérance, nous sommes le monde qui va naitre, la nouvelle aventure, et la dernière chance peut-être. Vive le verbe être, vivement l'avenir !!!" **Michel Jonasz,** *Album "Où est la source?" 1992*

PESSAH : PASSAGE DE LA PORTE DES HOMMES

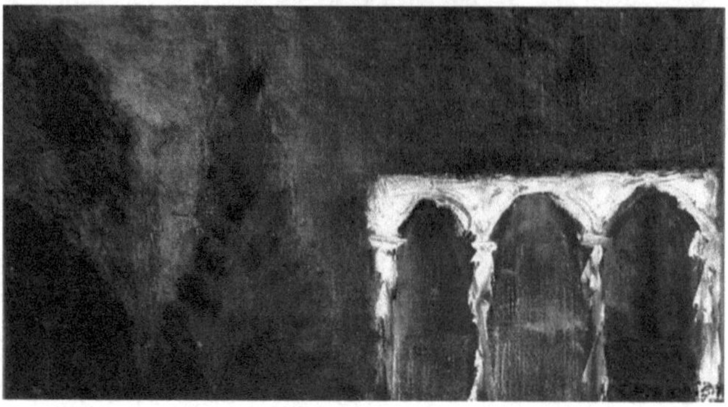

Il semblerait que l'Homme porte en lui l'image du Divin, il en a perdu la Ressemblance, mais est en passe de la retrouver même si la vision de la réalité immédiate du monde environnant nous en ferait douter.

Image du Divin de quoi parlons-nous ? Du commencement, car l'idée fondamentale c'est qu'il y eut commencement, et que depuis l'H/homme s'enfante à ce qu'il doit devenir pour retrouver la majuscule qui lui fait encore si cruellement défaut.

Expérimentant la connaissance du bien et du mal, il ne pourra entrer dans le mystère de la Création qu'en saisissant simultanément dans leur totalité et leur juste rapport les deux termes de l'antinomie constitutive qui le porte.

Dans cette quête, il finira par reconnaitre que ce qu'il nomme Bien et ce qu'il est convenu d'appeler Mal sont les deux pôles d'une même réalité inexprimable.

La Tradition nous enseigne que « le penchant au mal s'attache à l'homme aussitôt que celui-ci vient au monde, et ne le quitte jamais plus, même dans sa vieillesse et y compris à l'article de la mort ». *Zohar Vayishlah 165b*

Et le Zohar de continuer : « Lorsqu'il atteint l'âge de 13 ans, vient s'associer le penchant au bien: deux penchants, l'un à sa droite et l'autre à sa gauche. Ce sont en réalité deux anges tutélaires qui se trouvent constamment avec l'homme ». *Ibid.*

Cette schizophrénie constitutive de la psyché, loin d'être un handicap, révèle en fait la réalité d'un formidable dynamisme, d'une perpétuelle mise en route vers la perfection de son être.

Ces apparences lumières/ténèbres, bien/mal, perfection/non-perfection, récompense/punition, moi/l'autre, forment la dualité expérientielle de l'existence. Incapable de les appréhender dans leur absolu, l'ignorant continuera de refuser l'expérience du dépassement des douleurs qu'elles provoquent.

Les événements que le monde traverse globalement, et les difficultés personnelles de chacun, loin de pousser au désespoir, nous indiquent que quelque chose échappe encore à l'humanité, toujours «prisonnière de ses dualismes infantiles relayés par les sciences humaines, elles-mêmes dupes de leurs gigantesques résistances à l'évolution salvatrice espérée».

Annick de Souzenelle in Le symbolisme du corps Humain Ed.Dangles 1984

L'angoisse moderne trouve là son terreau sur lequel prennent racines les extrémistes de tout poil, toutes obédiences et couleurs de barbes confondues.

Nous n'avons d'autre choix que de passer cette "Porte des Hommes" que la Tradition nous a sans cesse invités à franchir.

Conquête de la Terre Promise, du Triangle Supérieur, du Paradis Perdu, de la Jérusalem Céleste, autant de signifiants de cette quête douloureuse, vers une information supérieure dont nous paraissons encore coupés.

Par engendrements successifs, de matrices en matrices, nous accouchons péniblement à chaque fois d'une version plus élaborée de notre être.

L'archétype de la sortie d'Egypte en est le prototype.

Appelés vers le haut, retenus par le bas. Le peuple ne voulait pas s'extraire de sa servitude. Paradoxale opposition, crainte de guérir, de recouvrer une santé dont il a perdu le souvenir.

« ***Peur de cette mort qu'est la naissance*** » nous avertissait Annick de Souzenelle.

Pourtant cette co/naissance est constitutive de l'humain. Connaissance de soi, du monde.

Pour cela un prêt requis: sortir d'Egypte, de Mitsraïm, de l'étroitesse des valeurs extérieures auxquelles nous donnons foi, sur le simple fait qu'elles nous paraissent tangibles, réelles.

Nous ne pouvons croire qu'à ce que nous pouvons croire...

Et ce ne sera qu'après avoir épuisé les expériences de fragilité, d'illusion et de vanité de ces pseudos valeurs que l'humain pourra enfin accéder à la porte que nous évoquons.

C'est paradoxalement au cours de la traversée de ses différentes Egyptes intérieures, grâce à l'expérience des oppositions bien et mal, Tov veRa, et dans la dure servitude aux non-valeurs du monde, symbolisé par l'Egypte, que la conscience pourra (re)naitre, et enfin acquérir assez de forces et de structure pour s'élever du stade de l'avoir et atteindre l'étage de l'Etre, du *Parleêtre*, du *Médaber*.

« Je dirais avec brutalité que ce que nous devons au monothéisme juif, ce n'est pas la révélation de l'Unique Dieu, c'est la révélation de la parole comme du Lieu où les hommes se tiennent en rapport avec ce qui exclut tout rapport » M. Blanchot in *L'Entretien infini* - Gallimard 1960

POURIM : "BAS LES MASQUES!"

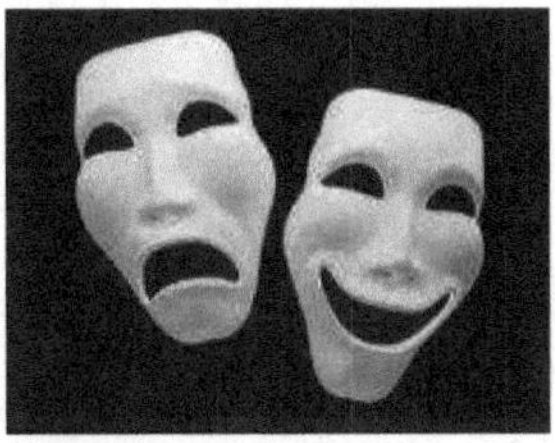

"Le monde est un masque qui cache une réalité plus profonde. Mais c'est un masque unique: il cache mais il révèle, il est opaque mais il est transparent." Rav Akiva Tatz, Worldmask – Le Masque du monde

La valse des différents carnavals s'achève en février. Depuis l'antiquité, le carnaval était une institution qui permettait qu'un jour par an, l'ordre social soit inversé, le carnaval avait pour principe fondateur une prise de pouvoir symbolique par les pauvres. Les masques empêchaient une stricte surveillance et les gens revendiquaient avec effronterie leur liberté illusoire. La condition de la perpétuation du carnaval était bien sûr que l'ordre revienne à la fin des festivités qui avaient avant tout une fonction de régulation sociale.

Dans le calendrier juif, ***Pourim*** c'est aussi l'époque des masques. La coutume est de se déguiser, d'organiser un banquet, d'y boire plus que de raison, jusqu'à ne plus pouvoir différencier le bien du mal.

Le mot ***persona*** (du verbe *per-sonare* : *parler à travers)* désigne en latin le masque que portaient les acteurs de théâtre. **Carl Gustav Jung** a repris ce mot pour désigner la part de la personnalité qui va permettre à l'individu de jouer son rôle et d'entrer en relation avec autrui. Jung décrit ainsi le concept: " *la persona est ce que quelqu'un n'est pas en réalité, mais ce que lui-même et les autres pensent qu'il est* ".

Nous construisons cette "apparence" dès l'enfance. Il faut comprendre la *persona* comme un « masque social », une image, qui peut finir par usurper l'identité réelle de l'individu, le conduisant à se prendre pour celui qu'il est aux yeux des autres et à ne plus savoir qui il est réellement.

Pourim se fonde sur un événement qui est à l'opposé du carnaval. Ce n'est pas une fête de régulation sociale car il n'aurait jamais été possible aux Juifs des communautés minoritaires de se prendre pour l'autorité de la ville pendant un jour, on n'inversait pas les cadres sociaux pour pouvoir laisser libre cours à ses fantasmes. Pourim relève plus du souvenir d'une dure réalité.

Cependant cette date marque la célébration d'un retournement : la sauvegarde d'une communauté qui risquait un pogrom, et, qui contre toute attente est sauvée, affranchie. A Pourim, on célèbre un évènement qui a effectivement eu lieu, défiant les lois de la logique et de la pensée rationnelle, Le nom, lui-même, *Pourim*, signifiant en persan *destinée, sort,* nous indique le mode de fonctionnement du Réel *et comment celui-ci transcende la rationalité.* A Pourim, on célèbre un miracle, et... on se cherche. En effet, en hébreu, la racine חפש, *Khapes/Khophesh,* sur laquelle se construit le mot déguisement, qui est aussi très parlant en français *– déguise... ment -*, signifie certes se déguiser, mais aussi bien chercher, fouiller, explorer, que liberté, vacance, affranchissement.

Le peuple juif cherche, au-delà des nombreux masques qu'il a pu porter tout au long de ses pérégrinations, le sens de son exil, de son identité, de son appartenance, de sa fonction de peuple particularisé, si souvent stigmatisé au sein des autres peuples.

Dieu semble s'être caché dans l'histoire juive. Il s'est lui aussi mis un masque. Mais contrairement aux apparences, Il n'est pas distant. Un masque est seulement nécessaire quand on est très proche mais que l'on souhaite rester caché.

Le monde, עולם, *Olam,* signifie aussi dans la langue du Sacré... Caché, dissimulé, ignoré, oublié, secret. Le monde, Sa propre Création est Son masque. La nature voile Sa présence. Ce même monde, cette même nature a besoin d'être étudiée pour révéler Son origine. C'est, soit dit en passant, l'objet de la Science. Le piège grossier dans lequel sont tombés les scientistes, c'est celui de la pensée douteuse qui pourrait facilement laisser croire que tout est pure coïncidence. Idéologie d'*Amalek,* ce peuple ennemi intime d'Israël depuis sa sortie d'Egypte, dont le nom porte la même valeur numérique – 240 – que le mot *Safek,* ספק, doute. Philosophie du doute si "chère" à la culture d'aujourd'hui où rien n'a de sens ou de valeur, où tout est accidentel.

« Je ne peux pas croire que Dieu joue aux dés avec le Cosmos. Je veux connaître les pensées de Dieu, le reste n'est que détails » nous disait Albert Einstein.

Le masque est lourd et convaincant. Cependant il ne doit pas nous détourner de la quête de notre *Soi,* de ce que Jung nommait notre *Noyau Sacré, passage incontournable afin de découvrir* la Réalité qui se trouve derrière les oripeaux auxquels nous semblons encore si attachés. Que le masque de la nature voile ou révèle dépend uniquement de nous...

« Toutes les religions, arts et sciences sont les branches d'un même arbre. Toutes ces aspirations sont dirigées vers l'anoblissement de la vie de l'Homme, pour la soulever hors de la sphère de la simple existence physique et guider l'individu vers la liberté. » Albert Einstein

LES MAUX POUR LE DIRE

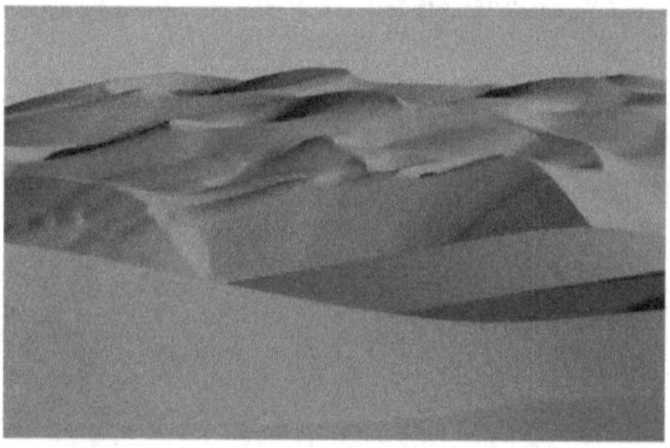

« Lorsque plane le silence des mots, se réveille trop souvent la violence des maux. »

Nous croyons trop souvent qu'il suffit de dire pour être entendu, ou d'être sincère pour être cru. Combien nous faut-il de tâtonnements, de *mal-entendus*, de souffrances pour découvrir enfin que : ***communiquer c'est mettre en commun***.

Apprendre très tôt quelques principes de communication me parait aussi important que de connaitre par cœur la table de multiplication par 9. Cet apprentissage est urgent et vital, car nous sommes de plus en plus malades.... d'incommunication.

Et c'est notre corps qui va, à l'aide d'une mise en maux, d'un petit symptôme par ci, d'un comportement inhabituel par-là, nous rappeler que nous ne nous respectons pas.

Quand je n'ose pas dire que j'en ai plein le dos, il ne me reste plus qu'à avoir mal au dos.

Combien de lumbagos, de sciatiques et d'angines à répétition pour des non-dits refoulés ? Combien d'otites ou d'eczémas pour des colères rentrées ?

Toute *mal-a-dit* est un langage métaphorique avec lequel nous tentons de dire et/ou de cacher l'inacceptable, l'indicible, l'insupportable.

Osons réinventer une communication vivante et des relations en santé avec nos proches et avec nous-mêmes afin de dépasser nos vieux schémas erronés et pouvoir ainsi libérer d'autres possibles.

La plupart du temps nous restons focalisés sur le problème présenté ou sur la question qui est avancée :

- Maman, je ne veux plus aller à l'école, je m'ennuie...
-Mais écoute mon chéri, c'est important l'école, tu dois passer dans la classe supérieure à la fin de l'année.

Ici l'adulte se centre sur l'école (en fait sur ce qui l'inquiète), et non sur le vécu de l'enfant qui dit à cet instant précis : « *Je* m'ennuie ». Cet enfant a quelque chose à dire d'important ; il veut être entendu dans cette dimension-là, dans ce qu'il vit et qui le perturbe. Sa difficulté à lui, c'est de vivre l'école, d'affronter telle ou telle situation en classe ou dans la cour de récréation.

Si à chaque échange nous pouvions garder en mémoire cette idée toute simple.........

"C'est celui qui parle qui a quelque chose à dire, et j'accepte que quelquefois il puisse utiliser un autre support pour l'exprimer."

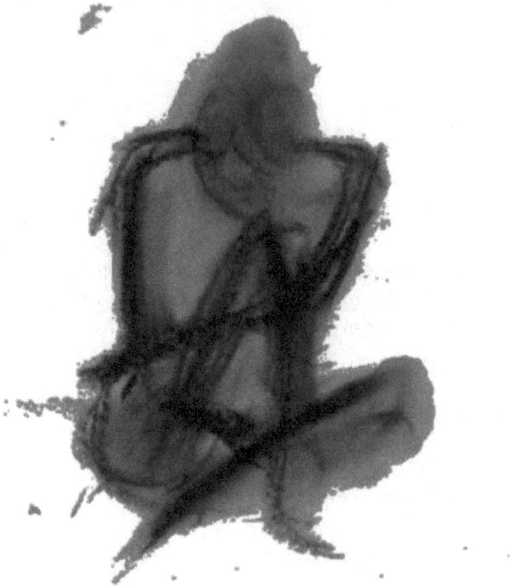

"L'enfant est un sujet à part entière. D'emblée vous pouvez lui parler comme à votre égal. Pour lui tout est langage. Ce qui ne veut pas dire "tout est parole". Le langage des enfants, c'est d'abord celui des organes, qui peut être le silence ou le chaos. Ensuite, c'est le langage de la santé, bonne ou mauvaise, qui permet son développement, qui l'oriente ou, parfois l'interrompt. C'est fondamental : l'être humain est d'emblée un être de communication, dès sa vie fœtale." Françoise Dolto - 1988

Par exemple une otite sera une façon de dire: "C'est là que vous ne m'entendez pas" ou au contraire: "J'entends trop....et c'est insupportable. Je ne veux plus entendre vos disputes cachées, vos déceptions, vos frustrations ou votre violence."

Ou encore une façon pour un enfant de témoigner d'une filiation, d'une appartenance. La mère dira par exemple au médecin: "Moi aussi, je faisais beaucoup d'otites au même âge" ou bien :"Au même âge son père faisait de l'asthme." Par de tels "signes de reconnaissances" l'enfant se signifie dans la lignée maternelle ou paternelle. Il se réapproprie peut-être la lignée qui pour un enjeu ou un autre risquait d'être évincée.

Chaque fois qu'un enfant malmène son corps vous pouvez lui dire: "Qu'est-ce que tu nous dis avec ton angine, ton otite, ton mal de ventre, ta grippe ?" Et cela même si une épidémie de grippe sévit sur le pays!! Car c'est une autre façon d'entrer en relation que d'accepter que les somatisations soient des langages avec lesquels l'enfant va tenter de se dire, ou de ne pas se dire, de traduire son réel à lui, trop décalé ou trop en conflit avec le nôtre.

Le sens du message appartient à celui qui le vit. Notre rôle d'accompagnement n'est pas de " *psychologiser* " ou de dévoiler le sens. Il est d'avoir cette humilité, ce respect d'accepter que le sens de tout acte, de tout comportement est présent et qu'il "parle" à qui sait l'entendre.

Quand un enfant fait pipi au lit cela ne m'intéresse pas de savoir pourquoi. Peut-être que c'est en relation avec l'arrivée du petit frère ou cause de tensions familiales, mais ce qui est certain c'est que lui veut se positionner.

Si nous pouvions simplement lui dire:

"Ecoute, moi je ne sais pas ce que tu dis en faisant pipi au lit, mais ce que je sais, c'est que c'est quelque chose de très important, puisque tu prends le risque de le dire en utilisant un moyen qui peut se retourner contre toi. Je te trouve formidable parce que c'est tellement fort ce que tu as à dire que tu n'hésites pas à le crier en faisant pipi au lit."

Bien sûr nous n'avons pas résolu le problème, mais nous avons, par cette écoute, par cette parole, fait quelque chose de plus important. Nous avons changé la qualité de la relation avec l'enfant en lui montrant qu'il peut être entendu.

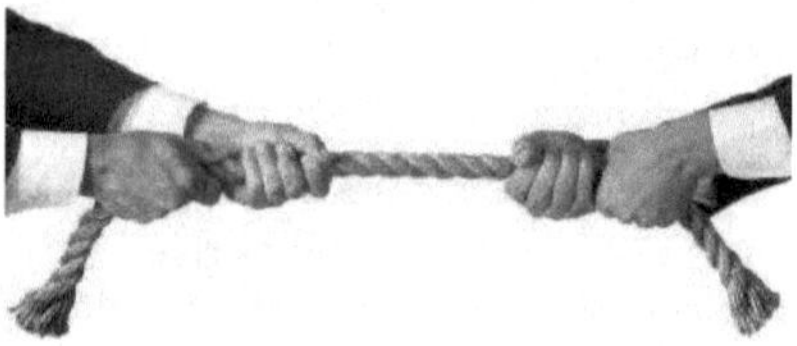

Les conflits interpersonnels sont non seulement inévitables mais *nécessaires* à notre vitalité. Ainsi, dès le commencement, le nourrisson exprime par ses pleurs, seul moyen se trouvant à sa portée, les différents manques qui ne cesseront de l'affecter et que nulle mère, la plus prévenante ou la plus juive qui soit, ne saurait parfaitement combler.

Et ceci... fort heureusement! Ce sont justement dans ces moments de besoins non satisfaits, et à travers leurs frustrations que le nouveau-né sera amené à amorcer son développement et à se différencier comme être à part entière, bien distinct de sa mère.

Lorsqu'un homme et une femme s'expriment leur insatisfaction réciproque, en utilisant leur agressivité ils tentent souvent de se cacher mutuellement leur sentiment de vulnérabilité, leurs propres manques.

Que ce soit au travers des cris de nouveau-né ou des récriminations de partenaires au bord de la rupture, c'est la même demande que l'on peut entendre, une demande de satisfaction des besoins du moment. Ces besoins peuvent être de nature physique (lait, nourriture, bien-être matériel), ou bien de nature spirituelle (amour, attention, reconnaissance, réalisation), ils sont témoins d'une quête de mieux-être, de complétude.

On comprend mieux ainsi la nécessité "vitale" du conflit. La pire chose étant de l'éviter, de l'étouffer ou encore de le neutraliser car il manifeste de notre instinct fondamental de survivre, de notre besoin de vivre et de nous épanouir.

L'évitement ou l'inhibition du conflit provoque une grande perte de vitalité.

Il ne suffit cependant pas d'être en conflit pour obtenir l'épanouissement et la complétude. Car si le conflit vient exprimer un besoin insatisfait, il vient aussi nous dire quelque chose de l'obstacle qui empêche sa réalisation. Un courageux questionnement permettra de faire le bon choix entre un comportement stérile, répétitif du même mode de réaction, et une attitude créative, initiatrice d'une adaptation nouvelle, d'une mise en forme mieux aboutie. Ainsi le conflit aura tenu son rôle et permis un changement épanouissant.

JEUX ET ENJEUX DU JE

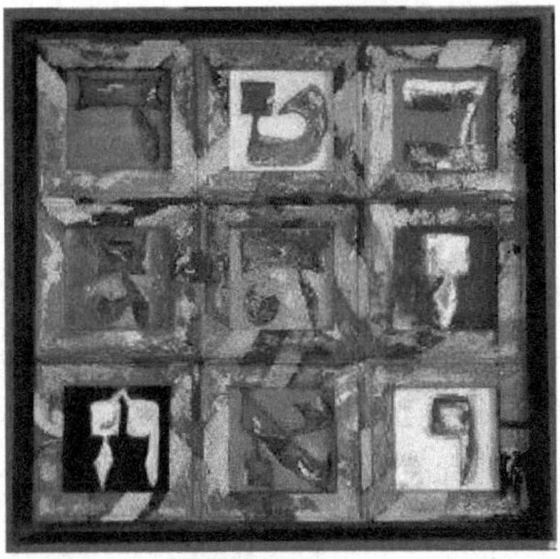

Je n'a plus le goût à rien. *Je* est fatigué, découragé, déprimé, dépité. Son passé le harcèle, il craint pour son avenir. Il se trouve bloqué dans ses aspirations.

Dans le dédale de ses pensées et de ses sensations, *Je* veut sentir le Bien, alors que tout semble lui indiquer le contraire. *Je* essaye bien de s'en sortir, de combattre ses doutes, il reste cependant partagé entre continuer et tout abandonner. *Je* voudrait bien faire, et *Je* n'y arrive pas. Pourtant, ce n'est pas faute d'essayer, *Je* fait des efforts, il prend sur lui, tente de résister aux courants qui semblent l'emporter. *Je* se parle sans arrêt, il tente de se raisonner.

Qui donc est *Je* ? Qui parle ? De quel lieu interpelle-t-il ? De sa place d'homme ou de femme ? De sa position de fils ou de fille, ou bien de celle de père ou de mère, ce *Je* qui se plaint, qui souffre, *« avec ses joies, ses déchéances, ses forces et ses faiblesses propres, sa capacité d'aimer et de haïr, de travailler et de jouer, son droit de réussir et d'échouer ... »*

Comment se reconnait-il dans ses identités multiples ? *Je* s'y retrouve et s'y perd. Il ne sait plus où donner de la tête.

Alors, *Je* rend responsable l'autre. De ses joies comme de ses peines. Il va même jusqu'à accuser le grand Autre de tous ses malheurs, d'avoir été absent aux moments les plus cruciaux de sa vie... Mais, *«il ne suffit pas d'accabler la mère dépressive, le père absent, pas plus que de tenir responsable son sexe, sa propre race ou religion, ou celle de l'autre pour responsable de son mal de vivre.»* Comment *Je* pourrait-il accepter d'être le metteur en scène de ses propres angoisses, de ses échecs renouvelés, de ses "Up's and Downs" répétés ?

Le décor, les personnages et l'intrigue changent, mais rien ne change à la duperie que le *Je* s'impose. Utopie d'une vie qui devrait se dérouler comme un long fleuve tranquille. Un bien être sans faille, un accomplissement sans nulle déception.

Alors, *Je* continue de jouer de sa tristesse, de sa mélancolie, de ses angoisses phobiques, de ses colères incontrôlables, il y va de ses malheurs physiques, de ses accidents de route de la vie. Chaque *Je* détenant au fond de lui le secret envoûtant de ses propres créations venues du mauvais côté de son être. *Je* continue de paraître, encore et encore au lieu d'être. Masques grimaçants, déguisements effrayants, tant de choses qui non partagées par la parole avec un autre, à défaut d'être symbolisées reviennent diabolisées, *« telles des âmes sans sépulture, hanter les vies humaines. »*

Assumer d'être seul responsable de son monde psychologique et faire sa propre analyse, c'est faire ce retour incontournable vers son espace de re-co-naissance. Et alors, *« quand le Je aura réglé ses comptes avec les personnages aimés-haïs, désirés-rejetés qui l'habitent, les aura possédés au lieu d'être possédé par eux, quand enfin il aura fait l'inventaire de son héritage, il pourra prendre sa place sur le damier des générations. »* Telle est la moisson d'une analyse. Elle ne convient pas à tout le monde...

Pour ceux dont le *Je* aurait été interpellé : Joyce McDougall - *Théâtres du Je* Éd. Folio essais

DIEU LE MONDE ET LES SIGNES

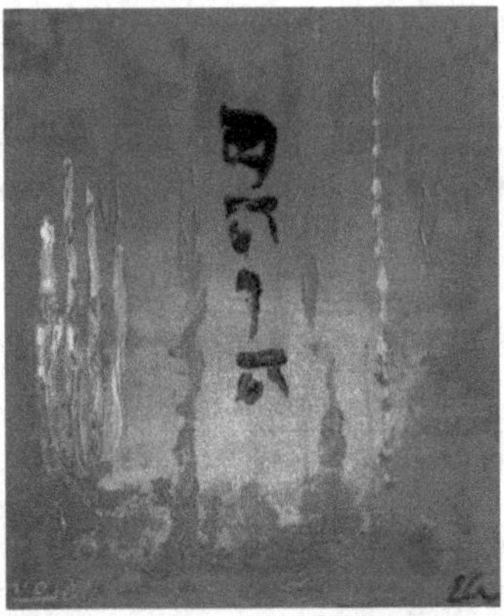

" *Le monde, ni Dieu, ni l'absence ne se laissent représenter. Plus encore que d'un interdit, il s'agit d'une impossibilité. Mais cette impossibilité, une fois conçue, est source de toutes les puissances de la Création. Les signes ne ressemblent pas au monde et pourtant, seuls ils en peuvent contenir la figure et en désigner la limite. Des signes, nous faisons quotidiennement un usage hâtif, inconsidéré, un usage diabolique. Or prendre soin des signes, de leur figure, de leur secrète nature, c'est en faire un usage symbolique qui littéralement tisse ou retisse la substance du monde, et nous lie ou nous relie : c'est prendre soin du monde et prendre soin de nous.*"

Anne F. Garréta

Une des plus grandes choses que nous pouvons apprendre de notre Tradition, c'est comment passer par la douleur de la vie, sans souffrance.

Le *Zohar* explique que la douleur épure et enlève les coquilles de la négativité (*Klippot)* qui entourent notre lumière intérieure. Ces coquilles sont créées par nos actions négatives, elles couvrent et limitent notre développement spirituel. Elles sont des barrières entre nous et la Lumière.

La souffrance est juste une résistance à cette douleur.

Nous approchons souvent nos vies quotidiennes avec la mentalité d'éviter la douleur à tout prix. Et au moment où nous la sentons, nous recherchons immédiatement des manières de l'anesthésier. Le *Zohar* enseigne qu'en résistant à la douleur, nous créons seulement de plus grands problèmes pour nous-mêmes dans l'avenir.

La douleur est transitoire, tandis que la souffrance en restant autour de nous, nous maintient prisonniers.

Et c'est ainsi chaque fois que nous nous investissons complètement dans un travail et qu'il échoue, chaque fois que quelqu'un que nous aimons part au loin, chaque fois que notre confiance est brisée, en d'autres termes, chaque fois que nous prenons un risque et qu'en retour nous sommes blessés.

Contrairement à ce que nous ressentons dans l'instant, la douleur est en réalité un signe que quelque chose de bon est en train de se passer. Pensez aux moments douloureux de votre passé. Est-ce que ce que j'écris sonne juste pour vous ?

Ainsi, il est important de se souvenir au seuil de cette nouvelle année, que paradoxalement la douleur est bonne - elle est là pour fendre nos *Klippot*.

Suite à cette séparation douloureuse mais guérissante, nous serons plus forts, plus sain(t)s et aurons ainsi atteint une étape supplémentaire vers notre réalisation véritable.

" Il nous faut accepter notre existence aussi loin qu'elle peut aller; tout et même l'inouï doit y être possible. C'est au fond le seul courage qu'on exige de nous; être courageux face à ce que nous pouvons rencontré de plus insolite, de plus merveilleux, de plus inexplicable."

Rainer M. Rilke

LE POUVOIR DE l'ALEPH BETH

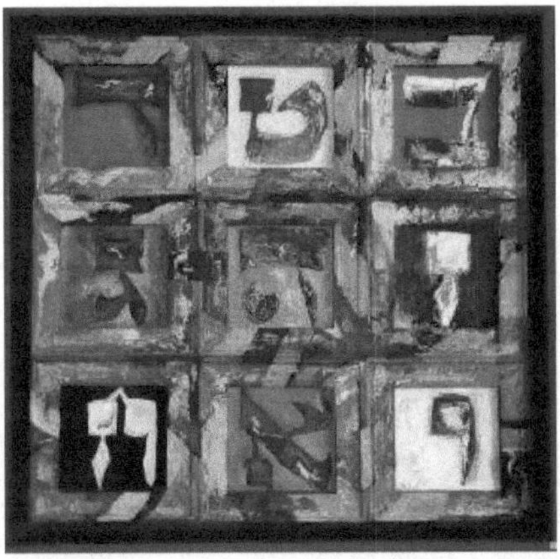

Les premières générations des enfants d'Israël savaient communément ce dont aujourd'hui quelques personnes seulement ont connaissance : les profonds et mystérieux pouvoirs des vingt-deux lettres de l'Aleph Beth hébraïque. Dès l'époque du patriarche Abraham, les Hébreux démontrèrent une étonnante perception des phénomènes physiques les plus simples. Mais contrairement à beaucoup d'hommes de science contemporains, les Hébreux d'autrefois liaient l'éthique et la moralité à leurs consciences des champs d'énergie universels....

Les champs d'énergie sont pourvus d'intelligence. Une intelligence tout à fait similaire à celle que nous possédons... Les lettres hébraïques, leurs propres noms, ces vingt-deux "intelligences-énergies" distinctes à la puissance étonnante, sont animées d'une force spirituelle bien plus grande que peut déployer l'énergie atomique...

L'homme et le cosmos ne sont pas deux entités séparées comme voudrait nous le faire croire la science newtonienne... La "Théorie du champ unifié", sur laquelle s'appuie la nouvelle physique, nous fait finalement revenir à ce qui est connu depuis qu'Abraham détruisit les idoles de son père : que D.eu est Un et que tout ce qui existe a hérité d'une parcelle de l'Intelligence suprême...

Le physicien travaillant dans le domaine de la physique quantique admet que la matière n'a pas de substrat physique. En 1927, "l'Interprétation de Copenhague", telle que la présenta Niels Bohr, à partir des résultats obtenus par Werner Heisenberg et son "Principe d'incertitude", mit une bonne fois pour toute un terme aux conceptions traditionnelles que l'on avait de l'objectivité... Sur un plan subatomique, le monde que nous voyons dépend de la façon dont nous l'observons et, ce qui est encore plus important, de ce que nous choisissons de voir...

L'observateur est non seulement participant mais aussi déterminant de ce qu'il perçoit.

Abraham le Patriarche fut initié aux mystères de la spéculation cosmique permettant de contrôler les forces internes de notre univers, à l'aide de la science de la combinaison des lettres et de leur configuration...Ce langage divin est la substance de la réalité. Les lettres de ce vocabulaire spirituel sont les éléments constituant les niveaux d'intelligence et de compréhension les plus fondamentaux et les plus profonds qui soient.

Avec l'assistance des lettres et en suivant une technique de méditation méthodique, de nouveaux états de conscience sont atteints. La méditation sur ces lettres conduit à une prise de conscience de l'unité et de la relation mutuelle existant entre toutes choses et événements.

L'Aleph Beth permet ainsi de faire directement l'expérience de tous les phénomènes dans le monde en tant que manifestations d'une unité cosmique englobant tout.

L'alphabet hébraïque est le lien cosmique. C'est avec la résurrection de cette ancienne sagesse que la recherche de la force unifiant de notre cosmos pourra finalement aboutir.

D'après Le pouvoir de l'Aleph Beth I, du Rav Shraga P. Berg

APRES MOI LE DELUGE

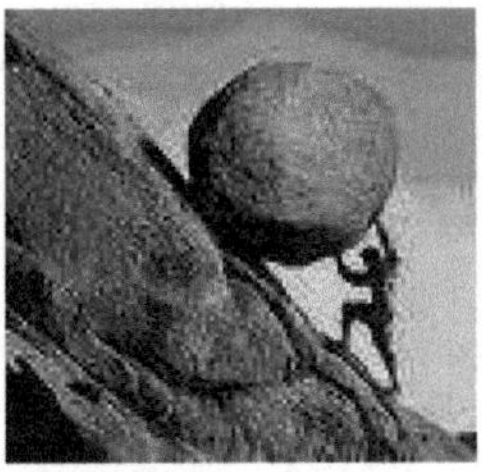

Création/Destruction/Création/Destruction.

Sommes-nous voués indéfiniment à ces cycles infernaux ? Disposons-nous d'assez de force, de courage, de désir de vie pour nous extraire de cette maladive pulsion de mort qui nous entraine toujours, encore et encore vers la même désespérance?

Notre inconscient collectif semble réglé sur cette même longueur d'ondes, pour obtenir toujours, finalement ce même résultat. Paradoxalement unis dans ce que nous pourrions nommer un désir orienté vers...nous-mêmes, qui lorsqu'il prend le dessus sur celui de partager avec l'autre, nous mène inexorablement dans un non-lieu vide de sens.

Contingence personnelle, le *moi* régnant en maitre absolu, *moi* avant les autres, et après *moi* le déluge.

Et c'est ce qui arriva. La génération de Noé comme la nôtre -selon la Tradition nous ne serions ici que pour tenter une nouvelle fois l'expérience de transformation de ce désir effréné vers soi-même en une conscience plus élargie - tomba dans un narcissisme résistant à toute épreuve, même à celle de la destruction. Et il ne s'agissait pas de tenter l'aventure de l'altruisme, ce qui aurait encore été trop utopique, mais seulement d'essayer de vivre en toute humanité dans un respect minimum des limites de la vie en communauté.

Limites ? Oh ! Le mot déplaisant. Les contemporains de Noé n'en voulaient point. Les nôtres non plus. Les mots d'ordre (sic) sont plutôt de nos jours : libre entreprise, gain, profit, croissance. Il existe bien quelques faux semblants dé culpabilisateurs : commerce équitable et autre écologie verdâtre, pour faire passer la pilule de "Prends, consomme, sers toi sans limite et tu seras heureux". Le gain le plus facile au détriment de l'autre sans être sanctionné, une sexualité débridée sont la cause de ce qui est nommé dans la Bible : *Hamas*.

Oui, vous avez bien lu. Le mot est jeté. Un concept dont un seul, à l'époque, a pu se défendre, et cela uniquement en construisant une arche de protection entre la négativité environnante et ce qui devait être sauvé de l'humanité.

Clin d'œil magnifique du Réel, l'humanité d'aujourd'hui envoie de Turquie, lieu où certainement a échoué l'arche de Noé (sur le mont Ararat), de multiples arches pour cette fois sauver le *Hamas* actuel, maître incontesté dans la pratique de la malversation, la mauvaise foi et le détournement de conscience.

Nous sommes devenus coutumiers de ce genre d'exercice auquel l'humanité nous a depuis longtemps habitués.

Alors, nous avons le choix entre continuer de rester prisonniers du mythe de l'absurde, et tel Sisyphe répéter, ad vitam aeternam, ce dont on ne voit jamais la fin et le sens.

Ou bien libérer nos inconscients de l'emprise de la mythologie, en utilisant le seul remède "anti-mythes" efficace, je veux parler de la Tradition de la Transcendance que la philosophie grecque n'a eu cesse d'étouffer, et, ainsi, de par notre propre lucidité retrouvée, nous élever au-dessus de la stupidité du monde. Ce monde qui ne pouvait, et ne peut toujours pas, se représenter qu'un projet cohérent le guide, dans l'impossibilité où il se trouve de décrypter que derrière le chaos apparent peut se cacher une force unificatrice. Règne absolu des forces de la nature comme déterminantes et autonomes, ni Dieu ni maitre, et après moi le déluge...

Si je me pense tout puissant, pourquoi m'appliquer des restrictions, des limites. L'autre n'existe pas et je peux en disposer comme bon me semble. Si l'aveuglement de mes désirs ne me permet pas de lire le Réel, de donner du sens à ce non-sens ambiant. Je suis perdu.

Comprendre, c'est unifier.

Tout débute par la conscience et rien ne vaut que par elle. « *Bereshit* ... » Le premier mot de la Bible nous indique la voie, la direction. Nous pouvons décomposer ce mot ainsi: *Beroshi* ... *Tav*. En hébreu, cela signifie dans ma tête, un *Tav*, dans ma tête, un signe. Quelque chose qui laisse une trace, qui demande à être entendu, à prendre sens, signification.

Le véritable discernement procède de la sphère de *Binah*, et uniquement de ce lieu une juste vision du monde peut se développer. Pour y accéder, je n'ai d'autre choix que de me construire une arche, une *Tévah*. Dans la langue du sacré, *Tévah* signifie: mot.

La véritable protection, l'arche que nous sommes dans l'obligation de construire c'est celle de notre intelligence, de notre compréhension, de notre conscience. De quoi finalement est constituée la conscience, sinon de mots formant un langage intérieur signifiant, permettant à chacun de se faire une idée de lui-même et de son propre environnement. Cependant, seulement depuis le niveau de *Binah*, du vrai discernement, peut s'ouvrir une conscience unifiée et non tronquée pouvant lire avec exactitude les messages du Réel et ainsi permettre le déplacement nécessaire à un autre possible. Un point de vue ne s'appuyant pas sur la partie étriquée de nous-mêmes, mais sur le noyau sacré dont chaque être est dépositaire, ouvert sur les autres et sur le grand Autre. Alors seulement nous pouvons être à même de construire une réalité nouvelle différente.

Ou bien nous resterons figés dans nos éternels recommencements, nos gestalts inachevées, nos cycles de création/destruction sans pouvoir atteindre le niveau de réhabilitation, de rémission, de grâce qui nous fait tant défaut. Il s'agit de l'accès à ce que l'on nomme en hébreu *Teshouva* : Retour sur soi, retour vers l'autre, responsabilité, une certaine habilité à recevoir et à donner des réponses L'unique opportunité de stopper le cycle infernal grâce à une ''response/habilité'' nouvelle, et ainsi trouver l'ajustement créateur. Et je ne suis pas en train de parler de religion mais d'union réparatrice, de réconciliation bienfaisante, de conjonctions de tous les opposés, de fonction symbolique réunificatrice, du seul choix possible face à la séparation diabolique dans laquelle continue de se perdre le monde et qui l'entraine invariablement vers de nouveaux déluges.

Cet éternel message, le peuple devenu juif en fut dépositaire, il accepta la responsabilité de le transmettre, de l'enseigner aux peuples de la terre. S'il reste conscient de sa mission, la poursuit, ses souffrances n'auront pas été inutiles. Sinon...

Au sein de chaque peuple, des voix éclairées se sont de tout temps élevées, ainsi celle du grand poète persan Saadi (1184-1290), qui, un jour, interloqua son audience avec éloquence :

"Les enfants d'Adam sont garants les uns des autres, ayant été créés de la même essence. Quand une calamité affecte un membre, les autres membres ne peuvent demeurer inactifs. Si vous n'avez pas de sympathie pour les ennuis des autres, vous ne méritez pas qu'on vous appelle un homme".

ANALYSE DES ECHANGES

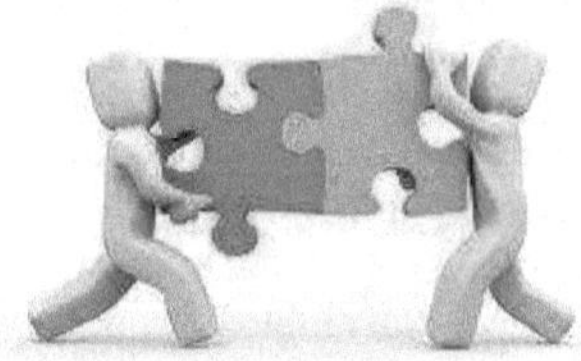

« Un cloporte traverse mon bureau. Si je le retourne sur le dos, je peux le voir se démener âprement pour se remettre sur ses pattes. Pendant ce temps, il a un but dans la vie. Il est permis de l'imaginer racontant son histoire à la prochaine assemblée des cloportes. Pourtant, à sa fierté se mêle une certaine déception. Maintenant qu'il a réussi, la vie lui semble sans but. ***Il semble que l'intensité de vie que nous recherchons se trouve plus facilement dans les péripéties du malheur que dans celles du bonheur »***

Eric Berne

L'intimité physique est primordiale pour l'homme. L'absence, l'indigence ou le sevrage brusque d'échanges émotionnels et/ou sensoriels peuvent rapidement causer chez le tout petit de graves carences qui feront malheureusement redouter une issue fatale. Le psychiatre-psychanalyste américain d'origine hongroise, René Harpad Spitz, a montré qu'un nourrisson privé de tout contact humain, et que l'on ne manipulait pas durant une période prolongée, avait tendance à décliner de manière irréversible. Cette privation provoque une dégradation de l'état du nourrisson et peut donc mener à la dégénérescence et à la mort.

Ces observations ont fait naître, depuis plus d'un demi-siècle, l'idée incontournable de l'importance vitale du stimulus fourni par l'intimité physique, au même titre que l'appétence envers la nourriture, tous deux essentiels à la survie de l'être humain.

Cependant, une fois passée la phase d'étroite intimité avec la mère, l'individu devra apprendra à se contenter de formes plus élaborées de stimulations : l'appétence pour les stimuli de la tendre enfance (soins, caresses et autres "papouilles") va se transformer petit à petit en ce que l'on nomme *quête de reconnaissance*.

Il est clair que chacun manifestera un besoin de "caresses" relatif à son état d'être, ainsi, une diva ne pourra survivre sans sa dose quotidienne de « caresses » de la part de centaines d'admirateurs anonymes, alors qu'un chercheur se contentera d'une « caresse » annuelle, provenant d'un maître respecté.

Le terme original employé par cette école de psychothérapie et que l'on traduit un peu rapidement par caresse, est en fait un mot en anglais – *stroke* -- qui vient du verbe *"to stroke"*. On peut le traduire par *"stimuler"* alors qu'il possède, en réalité, deux sens en anglais: l'un est positif, alors que l'autre est négatif. La première signification de *"to stroke"* est *"donner une caresse"* tandis que son second sens est *"frapper"*. On peut le définir comme étant un *signe de reconnaissance* échangé entre deux individus. Ce signe est un moyen par lequel une personne reconnaît l'existence d'autrui. Cette reconnaissance peut se faire à travers un geste, un acte, une parole.

Une personne habituée durant sa tendre enfance à recevoir des signes de re/co/naissance négatifs sera plus enclin à continuer à en recevoir toute sa vie, voire à refuser tout signe de reconnaissance positif.

L'échange relationnel comme transaction

Lorsque plusieurs personnes se rencontrent, il y aura forcément un moment où l'une d'elle parlera, ou fera comprendre aux autres qu'elle reconnaît leur présence. On appelle ce phénomène un *stimulus transactionnel*. Par la suite, une autre personne dira ou fera quelque chose qui aura un lien quelconque avec ce stimulus, et ainsi de suite... Cela porte le nom de réaction transactionnelle.

Eric Berne (Bernstein), psychiatre américain, fondateur de l'**Analyse Transactionnelle** dans les années 60, décrit "trois états fondamentaux de l'égo". On constate effectivement que les gens changent de point de vue, de voix, de vocabulaire, de sentiments selon les circonstances. L'observation de ces modifications ont conduit Berne au concept d'états de l'égo.

Depuis quel état de son propre égo jauge-t-on une situation?

Nous parlons de sentiments qui corrélativement vont provoquer immanquablement un certain type de réactions prévisibles. Cela signifie que chaque individu possède un système de sentiments accompagnés par un système lié de types de comportements limités et... robotisés.

. On peut classer les états de l'égo en trois catégories :

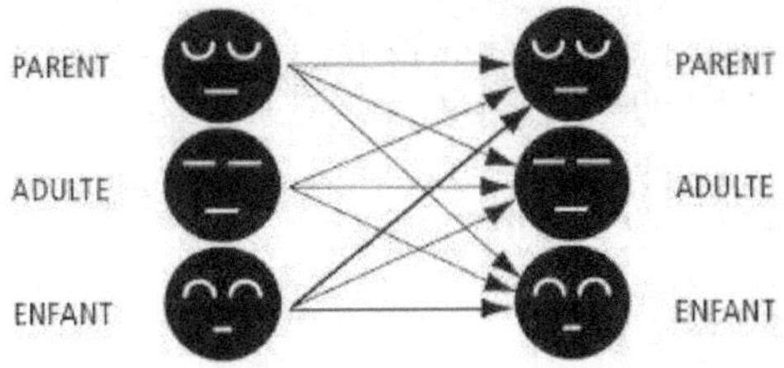

- L'état **P**arental (le Parent) de l'égo ressemble à celui hérité des figures parentales. Il assure certes la procréation, la protection, et l'éducation. Il peut aussi figer le développement à cause d'archétypes surannés qui n'ont plus lieu d'être, et qui empêchent une évolution harmonieuse de l'être.

- L'état **E**nfantin (L'Enfant) de l'égo celui où résident l'intuition, l'esprit de création, l'élan, le plaisir et l'amusement spontanés. C'est le lieu où se seront fixées les expériences de la plus petite enfance.

- L'état **A**dulte (l'Adulte) de l'égo élabore toutes ces données pour traiter efficacement et objectivement avec le monde extérieur.

Ces trois aspects de la personnalité sont tous importants pour la vie et la survie.

L'analyse des "transactions" consiste à reconnaître depuis quel état de l'égo le stimulus est en train d'opérer une réaction transactionnelle.

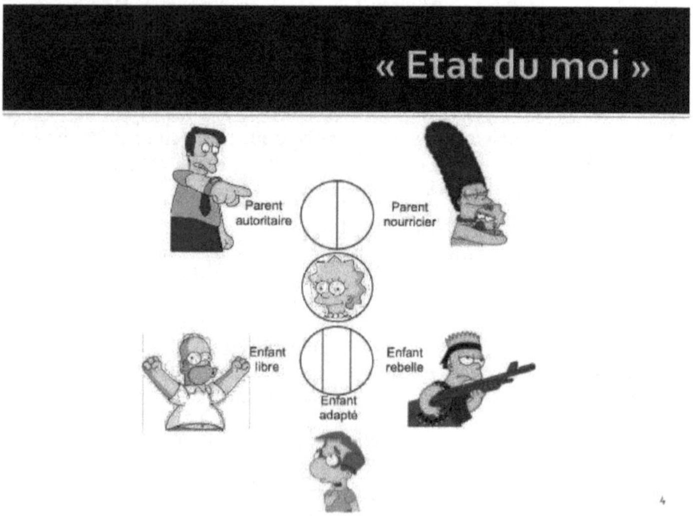

Selon les situations, nous manifesterons un de ces 3 états, en passant de l'un à l'autre avec une aisance plus ou moins grande.

Et ce n'est qu'au moment où l'un ou l'autre d'entre eux compromet l'équilibre de la santé, qu'analyse et réorganisation s'imposeront.

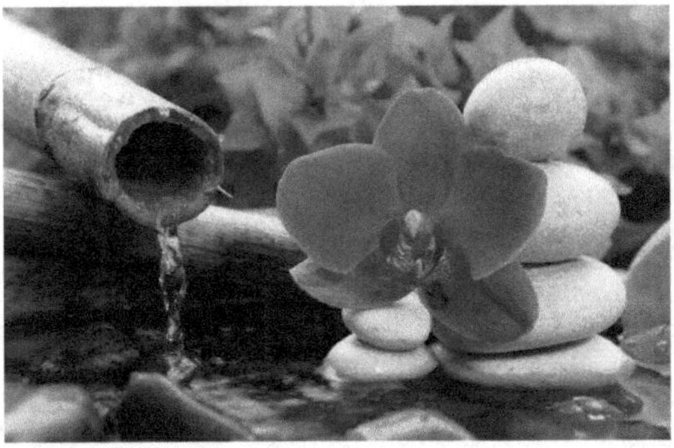

La pensée du Docteur Bach

Le Docteur Edward Bach partait de l'hypothèse que l'équilibre émotionnel de l'individu avait un impact direct, positif ou négatif, sur sa propre santé physique, ce qu'une grande partie de la médecine moderne reconnait aujourd'hui. Dans cette démarche, il s'est intéressé davantage à la personne dans sa globalité holistique et à ses états émotionnels du moment qu'au détail des symptômes d'une maladie. Les élixirs floraux ont donc pour objectif principal de stimuler la vitalité en harmonisant le psychisme de la personne, et en agissant ainsi sur ses états émotionnels aigus ou de terrain, permettre à un "élan vital" de s'exprimer, à une force de vie de tendre *instinctivement* vers sa propre santé.

Les remèdes employés dans cette méthode de traitement sont tous préparés à partir de fleurs de plantes, arbustes ou arbres sauvages. Aucun d'eux n'est nocif, ni ne crée d'accoutumance. On ne les prescrit pas directement pour le mal physique, mais plutôt pour l'état d'esprit du patient, selon ses modalités craintives, soucieuses, coléreuses ou dépressives.

Un état d'esprit inharmonieux non seulement fait obstacle au rétablissement de la santé en retardant la convalescence, mais il est la CAUSE PREMIERE de la maladie.

C'est le patient lui-même qui doit être traité et non la maladie.

Le Docteur Edward Bach était un médecin réputé, né en 1886 en Angleterre. Il pratiqua son art durant 27 ans à Londres, sur l'incontournable Harley Street, célèbre pour abriter les meilleurs cabinets londoniens. Il y développa une clientèle de plus en plus importante. Il fut cependant très vite frappé de l'incohérence de la pensée médicale et de l'aspect brutal de la plupart des traitements, qui en tentant d'éliminer les symptômes créaient souvent des effets secondaires dramatiques. Pour pénétrer le sens des maladies chroniques, Edward Bach devient bactériologiste et fut le premier à mettre au point des remèdes à partir de la flore intestinale qui favorisaient le réveil et le renforcement du système immunitaire du patient.

Pendant la guerre de 1914-1918, en travaillant dans un hôpital, il tombe gravement malade. La médecine de l'époque lui donne trois mois à vivre, il est atteint d'une tumeur maligne de la rate. Mais durant ces trois mois, il se bat, mobilise toute sa volonté et ses propres ressources médicales et spirituelles pour continuer son travail et pour se guérir. Après sa convalescence, il obtient un poste au London Homeopathic Hospital. La lecture de l'Organon, écrit par le père fondateur de la pensée homéopathique, Hahnemann, l'enthousiasme. Pour la première fois, il rencontre une vision médicale en phase avec la sienne, cohérente, globale, qui tient compte non seulement de la maladie mais aussi du patient et de son cadre de vie. Ce qu'Hahnemann appelait la psore, cette intoxication du corps à l'origine de toutes les maladies chroniques, correspond à ce que Edward Bach nommait le principe de toxémie intestinale. A partir de ce moment, il prépare ses remèdes sous formes homéopathiques et les répartit en 7 groupes. Bach a en effet décelé chez ses patients sept groupes de traits de caractère prépondérants auxquels correspond chaque fois un groupe particulier de bactéries. Les premiers traitements seront connus sous le nom de nosodes de Bach.

Bach obtient des résultats remarquables qui font de lui un médecin encore plus célèbre. Il préconise à ses patients de changer leur mode de vie pour se délivrer des habitudes qui les ont rendus malades. En 1926, il écrit : *« Ce qui guérit, c'est de ramener un patient qui n'est pas tout à fait lui-même, à être de nouveau tout à fait lui-même ».*

Par un changement de mode de vie soutenu par des traitements respectant le concept d'Hippocrate « *primum non nocere - d'abord ne pas nuire* », il fut possible à chacun de constater la disparition de ses troubles de santé, et alors de retrouver le plaisir de se sentir bien dans sa peau. Plutôt que de lutter contre les virus et les microbes, ce genre de thérapie permet au système immunitaire de se renforcer. Ce concept sera le fondement de toutes les médecines de terrain qui privilégient à la prescription de molécules chimiques génératrices d'effets secondaires, des thérapeutiques douces et naturelles.

Edward Bach et sa conception de la maladie

Edward Bach écrit : *« La principale raison de la faillite de la science médicale moderne, c'est qu'elle s'attache aux manifestations et non aux causes. Les méthodes matérialistes actuelles ne viendront jamais à bout de la maladie pour la simple raison que la maladie à l'origine n'est pas matérielle. »*

En 1930, à l'âge de 43 ans, Edward Bach, médecin renommé et célèbre, ayant une très importante clientèle, décide de quitter son cabinet de Harley Street pour vivre à la campagne. Tout le reste de sa vie, Edward BACH va arpenter les chemins de campagne d'Angleterre à la rencontre des fleurs, des buissons, des arbustes, des herbes qui l'entourent, et en écoutant la voix de cette nature harmonieuse et parfaite, et découvrir comment utiliser sa force énergétique en thérapeutique.

Pour lui la plante est bien plus puissante qu'aucune industrie pharmaceutique. Les remèdes chimiques ne pourront jamais soutenir la comparaison avec ce que la nature apporte: les cellules vivantes des plantes alliées à l'énergie du soleil.

Sa recherche lui révèle que certaines plantes ont une correspondance vibratoire en écho avec un état émotionnel particulier. Elles soulagent de façon quasi instantanée l'état psychique correspondant. Il va peu à peu constituer un répertoire de 38 essences, et c'est ce qui constituera le fondement de sa méthode.

Bach observe ses patients, observe les gens qu'il croise dans les rues, et il est frappé par les différents groupes psychiques qu'il décèle : les déprimés, les excités, les tristes, les nerveux, les timides, etc... Il constate qu'il existe une corrélation entre les maux dont souffrent les individus et les caractères psychiques de chacun. Selon son tempérament un individu va souffrir plus facilement de telle ou telle affection.

Pour Edward Bach, la maladie est une dysharmonie due certainement à une vision erronée de soi-même. Elle n'est pas due d'abord à un trouble physique, mais bien à un état d'esprit qui trouble le bonheur naturel et qui va peu à peu rompre l'équilibre physique. Tout trouble physique n'est que la conséquence d'un trouble émotionnel et mental. Des états d'âme perturbés, des colères rentrées, des soucis non exprimés, des peurs, des anxiétés, vont entrainer une certaine maladie physique. Elle survient lorsque la personnalité ne vibre plus à l'unisson avec son âme et le grand champ d'énergie cosmique. Il y a alors perturbation, friction, perte d'énergie. Ces états se manifestent comme des états d'âme négatifs, puis ils vont ensuite empirer, et se transformer en fragilité physique et en maladie. La maladie physique est une tentative ultime de rectification de l'être. C'est le signal d'alarme nous invitant à prendre conscience que nous nous trompons de chemin.

"A la longue les humeurs perturbatrices vont atteindre le physique, la maladie constituant une sorte de consolidation d'une attitude mentale et il est seulement nécessaire de traiter l'humeur d'un patient pour que la maladie disparaisse" écrit le Docteur Bach. Par son approche de la maladie sur le plan psychique, Edward Bach sera un des précurseurs de la médecine psychosomatique. Il ne cessera de répéter : ***« c'est le malade qui doit être traité, non la maladie. »***

Ces symptômes émotionnels apparaissent en fait au thérapeute comme autant d'indications véritables pour le traitement de la maladie. L'élixir choisi, en résonance, transformera l'état émotionnel négatif et nuisible pour la santé en une vibration positive capable de guérir le patient.

Il ne s'agit nullement dans ce genre de thérapie de juger, couper ou détruire, car dans cette approche le "défaut", et la "mal-a-dit" exprimant le mal à être, contiennent en eux la qualité leur correspondant qu'il s'agit juste de réveiller. Par exemple une personne dans la peur possède en elle un fort potentiel de courage que l'élixir permettra de libérer et de développer.

Donc grâce à une écoute attentive et bienveillante le thérapeute pourra comprendre, accompagner et ainsi faciliter la transformation qui permettra d'accéder au développement, à la croissance à l'harmonie et à l'équilibre profond de l'être dans sa globalité.

La santé n'est pas seulement une absence de symptômes mais un état global de bien être holistique sur le plan physique, émotionnel, mental et spirituel permettant de réaliser sa propre mission de vie.

"Le plus beau des dons que vous puissiez faire aux autres, c'est d'être heureux et remplis d'espérance: vous les tirez alors de leur accablement.

Ces remèdes ont pour effet d'élever nos vibrations afin de nous ouvrir à la réception du Moi Spirituel, ainsi baigner notre nature de la vertu particulière dont nous avons besoin pour nous laver du défaut qui est cause du mal. Ces élixirs peuvent, comme une belle musique qui par sa beauté nous exalte et nous inspire, élever notre véritable nature et la rapprocher de notre âme, et, par ce fait même, nous apporter la paix et alléger nos souffrances, Ces essences guérissent, non en s'attaquant à la maladie, mais en mettant notre corps en résonance avec les belles vibrations de notre Etre Supérieur, alors la maladie fond comme neige au soleil. Il n'y a pas de vraie guérison s'il n'y a de changement de perspective, paix de l'esprit et félicité intérieure."

Docteur Edward Bach

DE L'ENFANT ROI A L'ADULTE TYRAN

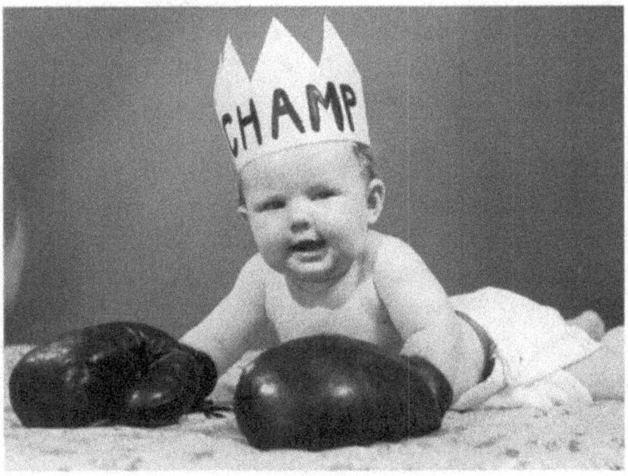

L'humain est ainsi fait, programmé pourrait-on dire, pour satisfaire ses besoins de survie comme se nourrir, se reproduire, se protéger des intempéries. Depuis sa naissance, il cherchera "instinctivement" à fuir douleur et inconfort pour se mettre en quête permanente de plaisir afin d'éviter autant que faire se peut le...déplaisir. Selon S. Freud, le fonctionnement mental est régi par le *principe de plaisir*.

C'est la confrontation aux autres qui va y mettre des limites : le jeune animal, en se battant avec ses congénères, apprend qu'il n'est pas omnipotent, que les autres existent et doivent être pris en compte. Dans une société humaine, ce sont les adultes, en premier lieu les parents, qui imposent des limites à la toute-puissance du jeune enfant en disant ...Non ! Ainsi, apparaît au cours du développement comme modification adaptative du principe de plaisir, le *principe de réalité*.

La recherche du plaisir, du confort, même la paresse ou la procrastination ne sont pas en soi des pathologies, tant que le principe de réalité s'impose à l'individu et que celui-ci accepte de se plier à des contraintes nécessaires. C'est bien le refus total de toute contrainte ou frustration qui caractérise l'individu *roi*.

L'individu *roi*, en cherchant toujours la jouissance, n'est au fond jamais réellement satisfait. N'ayant pas assimilé le principe de réalité, il ne supporte pas la réalité, ou plutôt, il ne supporte pas les contraintes que lui imposent la réalité. Il ne veut pas se "prendre la tête", c'est le CBB *(Can't Be Bored)*. Il fait preuve de procrastination, et considère que ce qui lui arrive de négatif n'est jamais de sa faute, que le "lieu de maîtrise" de sa vie est externe à lui *(External Locus of Control)*. Il est donc fragile face à l'adversité et rendu ainsi fondamentalement incapable d'être heureux. Ce refus de la réalité et cette recherche de la jouissance à tout prix peuvent le conduire à la dépression, aux addictions de toutes sortes et éventuellement au suicide.

L'*individu roi* considère les autres, ses relations sociales ou professionnelles, sa famille comme des faire-valoir. Il s'intéresse à eux tant qu'ils le valorisent, mais les fuit ou les délaisse lorsqu'il ne retire plus de plaisir à la relation. Il tente d'imposer son point de vue à tout prix par différentes stratégies, par exemple la séduction, et cherche à déléguer toutes les tâches contraignantes. Niant toute contrainte sociale, il fait preuve d'incivisme.

Didier Pleux spécialiste du sujet, dans sa trilogie éditée chez Odile Jacob nous indique que certains adultes rois deviennent même incapables de faire intervenir une quelconque morale dans leurs prises de décision. *"Devenant amoraux, ils peuvent devenir immoraux, de véritables tyrans"*. Cette situation serait aussi un terreau favorable pour le développement du fascisme : perdu face à cette liberté sans borne, l'individu roi accepterait le cadre rigide d'un système autoritaire, et ce d'autant plus qu'il y serait valorisé et que des boucs émissaires seraient désignés comme étant la source de ses problèmes.

L'individu *roi* commence dans la vie en étant un *enfant roi*.

La plupart des *enfants rois* vivent dans l'impunité (ils sont apparemment imperméables aux sanctions). Ils ne se remettent jamais en cause, mais ils accusent toujours l'extérieur si un aléa de la vie survient : Les "C'est pas juste !" Les "C'est pas ma faute !" Ou autres "Fallait pas commencer !" sont leurs leitmotivs. Ces enfants sont souvent survalorisés. Ils obtiennent tout ce qu'ils veulent et réifient autrui en se faisant servir, en choisissant toutes les activités, en décidant des loisirs familiaux. Ils se démoralisent très vite lorsqu'il y a des efforts à fournir. Ils sont insatiables et réclament toujours du "nouveau" pour s'occuper. Ils cherchent un plaisir immédiat. Ils sont le plus souvent matériellement gâtés. Ils sont intolérants aux frustrations. Ils savent provoquer l'émotionnel des parents (colère, anxiété, dépression) si ces derniers osent une quelconque opposition. Ils sont des facteurs de stress pour tous les adultes qui s'en occupent. Ils peuvent détruire pour leur bon plaisir... mais ils ne sont pas heureux.

Le slogan phare de 68 « Il est interdit d'interdire » a donné naissance à des pratiques éducatives fondées sur un laisser faire, en laissant de côté la nécessité de poser des limites à l'enfant. On prônait l'égalité des sexes et, ce faisant, la place de chacun des parents n'était plus différenciée. Cet enseignement produit d'une longue évolution aboutira à l'idée que l'enfant est une personne à part entière au même titre que l'adulte et dont la parole a autant de valeur que celle de l'adulte.

Aujourd'hui, vu le nombre grandissant d'*enfants rois* ce modèle éducatif finit par être jugé trop permissif.

Un *enfant roi*, du fait d'un manque ou d'une insuffisance d'éducation et d'autorité, ne peut se développer normalement. A son fonctionnement initial d'enfant, n'ont pas été opposés les limites et les interdits dont il aurait eu besoin pour vivre et s'intégrer dans une société civilisée. L'enfant reste donc dominé par ses pulsions, son sentiment de toute-puissance, et fonctionne uniquement sur le principe de plaisir en tentant d'éviter celui de réalité.

Eduquer un enfant a un prix : du temps, du courage, des conflits. Certains parents ne veulent pas ou ne peuvent pas le payer. Eduquer son enfant, c'est aussi lui déplaire, le contrer, affronter sa colère et sa frustration. Il paraît donc essentiel aujourd'hui de réhabiliter et de réapprendre aux parents la valeur des limites et des interdits. Autrement dit, leur rappeler l'enjeu et le but même de l'éducation.

L'*adulte tyran* est dans une dynamique de plaisir tel un enfant qui aurait oublié de grandir. Il ne souffre pas forcément de traumatisme infantile ni de carence affective. Il refuse de renoncer aux fantasmes de toute-puissance de son enfance, ce qui le pousse à se croire tantôt le centre du monde, tantôt moins que rien. D'où le besoin d'emprise sur les autres pour se sentir exister.

L'adulte tyran n'a jamais réellement intériorisé les limites du possible. Aussi ne supporte-t-il pas de s'entendre dire... Non! Seule la réalité, quand il se heurte à elle, peut l'arrêter. Ni psychotique ni pervers, il doit entreprendre de faire le deuil de ses désirs d'omnipotence et accepter ses failles pour évoluer.

L'adulte tyran n'est pas une victime, il est dans un choix existentiel. Il peut tout aussi bien décider de changer et assumer d'être seul responsable de son monde psychologique. En entamant un travail sur lui-même, sa propre analyse, il pourra enfin effectuer ce retour incontournable vers son espace de re-co-naissance.

BIEN RELATIF OU BIEN ABSOLU ?

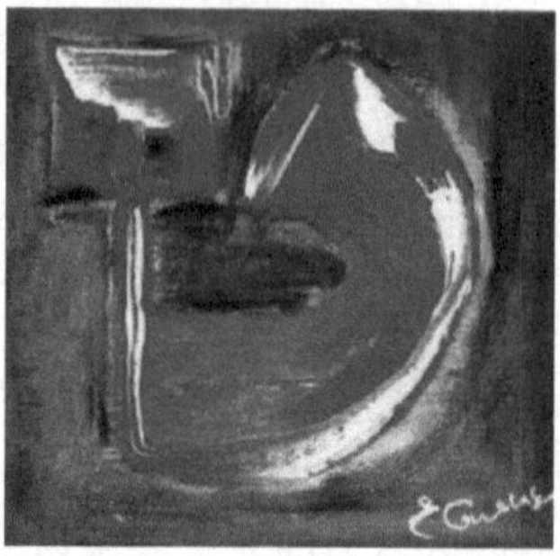

Comment rendre supportable la détresse humaine, survivre, se reconstruire, après s'être senti trahi, en rupture – et c'est bien le sentiment qu'éprouvèrent par exemple les expulsés du Goush Katif –, voire en conflit avec son propre héritage culturel, avec ce que cela implique de désarroi, de perte de repères et de sens ?

Tout travail sur les représentations doit viser deux termes parfois opposés : *élucider la part d'illusion, et soutenir contre la détresse.*

«L 'acceptation de la réalité est une tâche toujours inachevée ; aucun être humain n'est affranchi de l'effort que suscite la mise en rapport de la réalité intérieure et de la réalité extérieure », écrit le psychanalyste anglais Donald Winnicott.

Une des causes de la destruction du Temple invoquée par le prophète Jérémie nous aide à décrypter ce que le réel semble vouloir nous indiquer : « *Les détenteurs de la Torah ne me connaissaient pas* ». Sous-entendu, ils ne parvenaient pas à se relier à la véritable connaissance (Daat*)*. Alors que de "bonne foi", ils se pensaient en règle, " *Kasher la-Mehadrin"*, cependant le Temple fut détruit...

Ce défaut de *connaissance* est un travers qui frappe l'ensemble de l'humanité. Cette pénétration du sens des choses (c'est le sens véritable de *Daat*) est souvent remplacée par une superficialité constitutive. Le *Faire-Naassé* peut être en place... en apparence, l'Entendu - *Nichma* fait cependant défaut, comme si nous n'étions pas entendus, faute d'entendre nous-mêmes. Je fais, tel un robot obéissant, et mes gestes ne sont pas suivis de réponse.

Cette présence au monde nous est demandée à chaque instant de notre vie. En psychologie, nous rencontrons fréquemment cette difficulté à être. Au passage de l'adolescence, se met en place un processus de destruction afin de tenter de devenir un être à part entière. Ce passage obligé affole les parents. De la même façon, nous n'avons pu échapper au " *Horban"*, à la destruction du Temple, qui était la condition de la reconstruction que nous sommes appelés à vivre. La lecture au premier degré des causes de la destruction aurait tendance à nous plonger dans un sentiment de culpabilité, de désespérance, qui ferait le jeu des forces du mal, lesquelles sont inhérentes au plan humain dans lequel nous nous débattons.

L'illusion, la distorsion du réel, trouvent leurs racines dans la faute du premier homme. Depuis lors, nous n'accédons qu'au niveau de la *ressemblance* avec l'Etre suprême, et n'avons pas encore retrouvé Son *image*. Privés de cette unité perdue, nous ne pouvons concevoir la réalité autrement que par comparaison : la notion de vie ne peut être appréhendée que par rapport à son absence: la mort, le chaud relativement au froid, le plaisir face au déplaisir. Appréhender ce monde en-dehors de cette dualité, c'est un travail que les psychologues appellent conscience, et que notre tradition nomme " *Emounah*".

Cela nous est paradoxalement rendu plus facile dans cette période appelée *Bein Ha-Metsarim**, (« entre les limites »). Temps de réparation du programme endommagé, cette époque sera, grâce à notre conscience renouvelée, un moment de joie et de célébration, et le 9 av, un *Moëd,* une rencontre entre le Créateur et son peuple. Le *Séfer Yetsira* ne révèle-il pas que la lettre qui a créé le mois d'*Av* est le *Teth*, qui nous relie toujours au *Tov*, au Bien absolu ?

Bein Ha-Metsarim : Période de l'année se situant l'été durant laquelle les Temples ont été détruits*

PSYCHOLOGIE DE L'HABITAT, de la *Baït* *

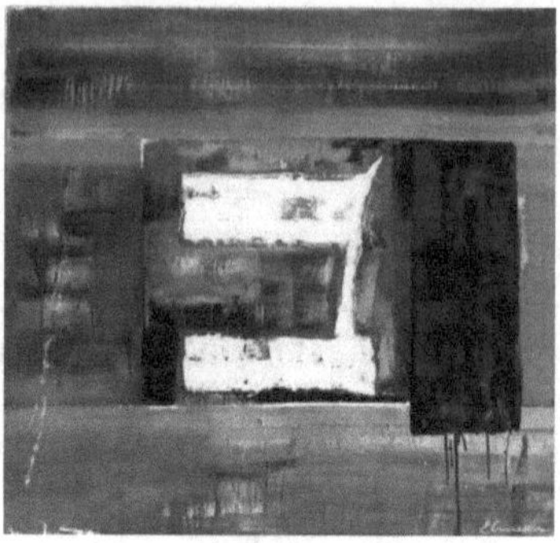

* Le BEIT est la deuxième lettre de l'alphabet hébreu, Maison se dit *Baït*.

La Tradition enseigne qu'un homme qui n'a pas de domicile n'est pas tout à fait un homme. Le fait qu'un homme vive dans une maison est l'une des définitions essentielles de son être.

L'importance que revêt le lieu d'habitation dans la vie de chacun est fondamentale. Une maison, *"Baït"* en hébreu, influence ses habitants et cela s'exprimera à travers la vie psychique et physique de chacun, au quotidien.

Ce foyer dont le rôle est de prendre soin et de protéger ceux qui y résident peut aussi dans certains cas les rendre malades.

Notre esprit est peuplé du souvenir de tous les murs, qui nous ont vus naître, et grandir, ils ont été les témoins de nos succès ou de nos peines.

Qu'il s'agisse de murs psychiques ou de ceux de nos maisons, les uns comme les autres parlent de ce qu'il y a de plus cher, de plus intime, de plus sensible en nous, ils parlent de notre « maison intérieure », et symboliquement du ventre qui nous a portés.

Cet endroit sensé être chaud et nourricier peut vite être transformé, lorsqu'il se trouve attaqué de l'intérieur par les comportements aberrants ou névrotiques de certains de ses habitants, en un lieu in sécure source de tous les "mal (à) être".

Au niveau psychologique, il est intéressant d'observer combien nous gardons en nous les traces, positives ou négatives des lieux que nous avons habités et qui nous habitent encore. De même, c'est depuis nos "lieux de vie" que se manifestera notre courage ou au contraire, notre peur de vivre. C'est dire l'importance que revêtent toutes ces expériences accumulées depuis l'enfance dans nos différentes maisons et la nécessité d'y mettre bon ordre.

La maison grâce à ses murs entoure une personne de loin, sans aucun contact physique. Le foyer est ainsi appelé dans la Langue du Sacré *"makif hara'hok"*, ce niveau de divinité ou de force protectrice qui entoure quelqu'un de loin. Il est également appelé *"shomer"*, garde. Le but d'une maison est d'être un bouclier protecteur. La maison devrait empêcher toute influence étrangère indésirable d'y pénétrer.

Lorsqu'une famille juive emménage dans une nouvelle maison, il est coutumier de donner un repas de fête pour inaugurer le nouveau foyer. Ce repas est une réminiscence de l'inauguration du Temple. Chaque maison juive est destinée à être un *"mikdach mé'at"*, un sanctuaire, un Temple miniature. La conscience au sein de tout foyer juif doit être celle d'un microcosme du Temple. Et le comportement de ses habitants doit être conforme à celui adopté à l'intérieur d'une enceinte sacrée.

Ordre, propreté, respect des murs et de ceux qui s'y trouvent. C'est le lieu où tous les secteurs de la vie peuvent, doivent être travaillés, dynamisés. Tout écart de langage ou d'attitude se répercutera irrémédiablement sur un de secteurs essentiels de la vie : prospérité, santé, créativité, renommée, progéniture, amitiés, connaissance, etc....

L'expression familière "les murs ont des oreilles" prend tout son sens, dans cette vision, peut-être encore nouvelle pour certains, de l'inter influence de l'homme envers son habitat et de l'état de sa maison sur lui-même. Nos prêtres devaient quelquefois procéder à de véritables "nettoyages énergétiques" des habitations, et ils étaient souvent contraints de faire disparaitre jusqu'aux pierres des maisons mal habitées. Cette conscience fait souvent gravement défaut, et nous savons que certaines maisons sont sources de maladies graves de l'âme et du corps.

Chaque pièce de la maison correspond à une zone différente du Temple et à la fonction qui lui était assignée. Par exemple, la salle à manger est comparable à la cour où se tenait l'autel extérieur. Les Sages comparent la table sur laquelle mange un Juif à l'autel. Ainsi, l'acte apparemment trivial de manger est en fait de nature spirituelle et divine.

Le "Saint des Saints" est évoqué, dans la Torah (Rois 2, 11:2), comme étant « la chambre à coucher ». C'est le foyer où se retrouvent le Mari Divin et son Epouse, Dieu et la *Shekhina*.

Une fois par an, le nettoyage de Pessah n'est pas seulement symbolique, il représente une véritable transformation énergétique du lieu d'habitation, et, de même avant chaque Shabbat il est vivement conseillé de remettre de l'ordre et de la propreté dans son " mini Temple" afin que la présence divine puisse venir y résider.

En fait, l'habitat représente, sans conteste, ceux qui y vivent, et, peut tout à fait être un support de diagnostic d'une précision infaillible qui permettra au thérapeute disposant des clés que nous avons évoquées, de tracer avec ses consultants les pistes de travail nécessaires afin de rééquilibrer l'ensemble de la maisonnée .

"Dis-moi comment tu habites, je te dirai qui tu es..."

JE T'AIME... MOI NON PLUS

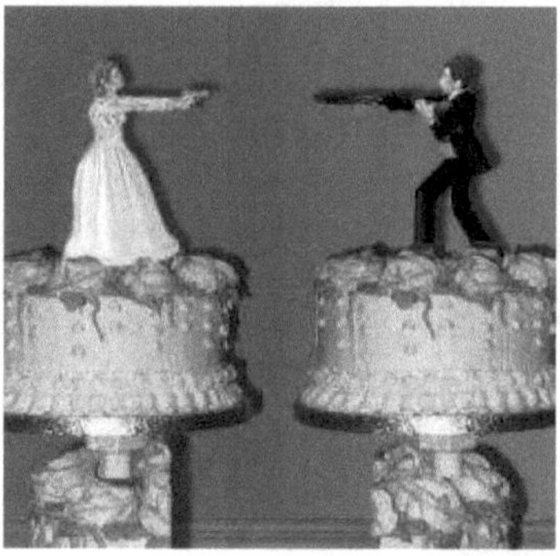

«L'amour est un oiseau rebelle que nul ne peut apprivoiser, et c'est bien en vain qu'on l'appelle s'il lui convient de refuser [...] L'amour est enfant de Bohême. Il n'a jamais, jamais connu de loi. Si tu ne m'aimes pas, je t'aime si je t'aime prends garde à toi.»

Habanera - Carmen de Georges Bizet

Il semblerait qu'il n'existe pas de réciprocité dans l'amour. Dans son opéra, Georges Bizet nous présente une Carmen vivant l'amour comme une terrible menace. L'amour a pourtant le pouvoir de sacraliser les individus et leur relation. Dans notre civilisation, le couple ainsi que sa progéniture en tant que fruit de l'amour sont sources de sacré.

"Un couple soudé par l'amour vit un enchantement qui est la vraie richesse de toute relation personnelle et de toute famille. L'amour est une richesse réelle dont le psychisme des enfants hérite. Le couple d'amour jouit d'un bonheur qui enchante le monde, un bonheur qui chante, une invocation d'amour qui vibre, qui fait résonner deux corps dans une chanson toujours nouvelle. La relation se porte bien quand les invocations des partenaires produisent de nouvelles notes étonnantes qui font vibrer leur corps. Un couple garde son harmonie s'il arrive à créer de la musique toujours nouvelle, de nouveaux signifiants.

Quand la partition ne permet plus de jouer des harmoniques jouissantes, la relation est en danger. La parole devient dissonante, la pulsion invocante perd de sa force, la musique se fait inaudible. La pulsion invocante est l'expérience la plus proche de l'inconscient".

Lacan - *Séminaire XI*

Ainsi lorsque l'amour ne parvient plus à survivre à la vie quotidienne, le couple après une période de crise, parfois se sépare. Un divorce pose la question du respect de ce sacré qui devrait persister après une séparation.

Le divorce de haine serait-il une conséquence du mariage d'amour? Une façon pour la passion de continuer à exister autrement, à travers la haine et la guerre?

Séparation et divorce sont aujourd'hui, dans notre société, source d'une énorme souffrance, symptômes d'un malaise plus profond, structural, propre à tout sujet qui a du mal à trouver son autonomie. Une séparation peut être l'occasion de questionner et de réarticuler notre modalité à l'Autre, pour réinventer, à travers un travail psychanalytique, une relation d'amour qui nous est propre.

Un divorce pourrait même être une chance, s'il devenait l'occasion de ramener à la surface et de transformer, grâce à une cure, ce malaise originaire qui empêche un mouvement psychique libre et une vie épanouie.

Pour réussir une séparation, un divorce il faut donc trouver la clef (singulière pour chacun d'entre nous), qui permet de désamorcer cette bombe à retardement qu'est la passion quand elle est déçue/déchue et devient prisonnière de l'amour.

"Le divorce est le point d'arrivée de cette sidération qui ne permet plus d'invocation, plus de parole. L'amour, qui était partage et création de nouveaux signifiants et de réel à travers la parole et les gestes, devient haine, parole muette, vidée de son pouvoir de création, geste sidéré."

Qu'il soit conflictuel ou à l'amiable, le divorce n'est jamais anodin. C'est un événement qui bouleverse les habitudes de la vie. Il remet en cause les fondations d'une vie de couple qui s'achève, il ouvre une phase de turbulences et de perturbations qui est déstabilisante. Il représente un saut dans l'inconnu dont le cap est parfois difficile à négocier. Ses effets psychologiques débordent du seul cadre de l'intimité des conjoints qui se séparent. De manière parfois inattendue, le divorce amène ainsi à redéfinir sous un jour nouveau les rapports que l'on entretenait avec ses enfants ou ses amis.

En France, par exemple, 2,9 millions de mineurs vivent avec un seul parent et près d'un mariage sur deux se termine par une rupture. Le divorce serait-il un symptôme du monde dans lequel nous vivons, où le rapport à l'objet passe par sa consommation rapide et effrénée, quel que soit l'objet?... Y compris lorsque l'objet est une femme, un homme, un couple, une famille. Symptôme de l'évolution des positions féminine et masculine ?

La société est devenue de plus en plus difficile. Les femmes comme les hommes dépensent de plus en plus d'énergie pour résoudre des conflits à l'extérieur, dans le travail, dans la vie sociale, énergie qu'ils n'ont peut-être plus pour régler les problèmes intrafamiliaux. Cette forte pression sociale doit probablement jouer en défaveur d'une vie de couple stable.

Les femmes semblent avoir pris la mesure de ces changements de société plus rapidement que les hommes. Elles ont "bougé " beaucoup plus vite depuis quarante ans. Dans le passé, on apprenait aux femmes à cuisiner et à faire la vaisselle, puis quand elles se mariaient, elles restaient à la maison pour s'occuper des enfants. Rien n'était fait pour qu'elles se posent la question de savoir comment ça allait ou si elles avaient envie de faire autre chose. La libération de la femme a permis une évolution positive en direction d'une plus grande liberté, d'une plus grande autonomie. Tandis que les hommes, dans leur majorité, ne semblent pas avoir mesuré à quel point les femmes se sont affranchies de la sphère domestique. Ils s'attendent toujours à voir leur femme accomplir les tâches ménagères quand ils rentrent le soir à la maison. Ce décalage entre hommes et femmes entraîne beaucoup de frustration des deux côtés. Ce point est important pour tenter de comprendre toutes ces vies de couple qui se mettent à ne plus fonctionner.

Lors d'un divorce, le conjoint qui n'a pas décidé de divorcer peut être frappé d'un syndrome dépressif réactionnel. C'est une blessure narcissique qui entraîne un sentiment de tristesse, de culpabilité, de péjoration de l'avenir. On pense qu'on ne va plus arriver à rien. La personne n'est pas bien, dort mal, aura de plus en plus de mal à se concentrer. Le syndrome joue sur tous les registres, se diffuse dans tous les secteurs de la vie.

L'essentiel est de faire un travail de deuil sur le mariage et de parvenir à métaboliser l'épreuve, c'est-à-dire à accepter qu'il y ait une séparation. Savoir arrêter une histoire, pour aller vers un autre ailleurs. Lorsque l'on a beaucoup souffert, il peut être plus difficile de s'en remettre, cela peut prendre un certain temps. Mais on sait qu'on a fait le deuil lorsque l'on arrive à passer à autre chose, que la peur et l'anxiété ont disparu et surtout que la confiance en soi est revenue. Il y a une panoplie de signes qui fait partie d'une dépression et qui s'amenuise à mesure que la blessure narcissique se résorbe. Mais si au bout de quelques mois, les signes ne se sont pas estompés, si on ne parvient pas à métaboliser l'épreuve, il faut songer à se faire aider, en allant consulter un spécialiste.

Quelqu'un a dit que le mariage c'est de " régler à deux des problèmes qu'on n'aurait pas eu tout seul ". Avec le divorce on se retrouve à " régler tout seul des problèmes qu'on aurait pu résoudre à deux ".

La mère peut être conduite à jouer tous les rôles, le sien, celui du père, voire les deux à la fois. Le père est invité à mimer la mère (dans les soins aux enfants par exemple), au risque de ne plus savoir où et quand il est un père, au risque que sa femme ne le sache pas davantage. Symptôme de la famille qui n'arrive plus à se constituer dans une triangulation jadis installée *à priori* ? Symptôme de l'enfant lui-même ? Égal à ses parents en consommation d'objets (console de jeux, téléphone, télévision), et qui n'a de choix que de multiplier les maisons, les beaux-pères, les demi-frères et les demi-sœurs, les lieux de vacances et les grands-parents.

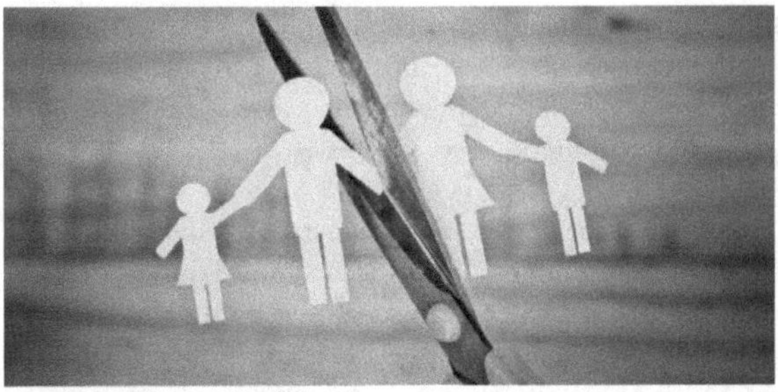

Mais multiplier, c'est aussi couper, ou « se » couper. La séparation n'est plus cette opération psychique nécessaire à la constitution du sujet. Elle devient une opération autre, nouvelle, qui se joue dans la réalité, où les dommages et les réparations tant psychiques qu'affectifs sont à découvrir en séance.

En effet, nous l'entendons dans les paroles des petits, la séparation de leurs parents peut devenir pour eux-mêmes équivalente à une coupure, une division de soi ou une mutilation. « Je me divorce », disait une petite fille. Comment entendre la réelle profondeur de cette formule qui ne peut exister grammaticalement ? Que devient la grammaire psychique de l'enfant ? À quoi s'affronte-t-il ? En est-il psychiquement capable ? Se couper ? De papa ? De maman ? Se couper entre papa et maman, entre l'amour pour papa et l'amour pour maman ? Entre l'amour de papa et celui de maman ? Se couper de sa douleur, pour éviter la culpabilité de ne pas être auprès de celui qui n'est pas là ? Se couper de ses ambivalences structurantes ?

Se couper, c'est parfois s'amputer d'une de ses deux lignées. Ou bien se couper, cela peut être perdre la confiance en ses parents : « On ne va pas leur dire qu'on se sépare mais seulement qu'à partir de maintenant, ils auront deux maisons. »

Nous le savons, les rapports que l'enfant entretient avec la réalité sont fragiles. Il laisse à ses parents le soin de s'occuper du monde extérieur. Ceux-ci sont censés savoir spontanément combien leur enfant a besoin d'un environnement simplifié et rassurant tandis qu'il construit son monde intérieur. Il doit intégrer ses parents, sa mère d'abord, son père ensuite, comme des personnes entières. Pour que ce processus s'accomplisse, le moi de l'enfant doit avoir atteint un certain degré de développement et être en mesure de réunir les différents aspects de ces objets. Bon et mauvais, aimé et haï. Une fois l'ambivalence installée, le moi, renforcé, peut découvrir la réalité psychique : ses pulsions agressives, la culpabilité de cette agressivité, l'angoisse de perdre l'objet aimé. Simultanément, cela lui donne accès à une meilleure compréhension du monde extérieur.

Parfois, la situation paraît plus simple, elle peut sembler plus banale. Ce sera se couper des amis parce qu'on n'est là qu'un week-end sur deux, ou encore diviser les vacances et les jours de fêtes selon les années paires et impaires, fêter son anniversaire quatre fois. À faire des calculs qui n'existent pas, grammaire et arithmétique sont remis en question.

La recherche d'une " cohérence " dans l'éducation des enfants est aussi plus difficile à trouver quand les deux parents ne sont plus ensembles. Toutes les formules qui participent à instaurer le dialogue et la discussion entre les ex-conjoints est une bonne chose. C'est d'ailleurs un signe de " bonne santé " que d'être capable de gérer le divorce et la séparation sans que les enfants soient exposés. Le divorce doit rester un problème entre adultes, les parents doivent essayer de ne pas en faire pâtir leurs enfants, ils doivent faire en sorte de les préserver. Parce que si l'on est irritable, énervé, déprimé, agressif envers le conjoint dont on vient de divorcer, et ce plusieurs mois, voire plusieurs années durant, cela aura nécessairement une influence sur les enfants. Or il n'est pas souhaitable qu'ils se retrouvent exposés en première ligne aux différends entre les parents. Les parents doivent être capables de distinguer ce qui relève de l'éventuel conflit conjugal et ce qui relève de la relation avec leurs enfants.

Souvent les enfants déchirés par le divorce sont victimes d'un syndrome: l'aliénation parentale. Il s'agit de la manipulation d'un enfant par son père ou sa mère, afin de transformer l'autre parent en un être néfaste et détesté ; une forme de soumission inconsciente, similaire à ce que l'on retrouve dans les sectes ; l'enfant devient alors un outil de guerre pour détruire l'ex-conjoint...

Un enfant qui considère sa mère comme un objet détruisant le père, perd dès lors toutes ses capacités protectrices, constructrices et structurantes. Un autre percevant sa mère comme toute-puissante n'aura d'autre choix que de l'attaquer pour s'en séparer. Ou, à l'inverse, des enfants voyant leur mère comme un être dévalorisé, humilié par le père, s'épuiseront à tenter de la réparer. D'autres encore suivront la voie de la dévalorisation de leur mère et, par-là, d'eux-mêmes. On peut, à l'évidence, voir des positions similaires se mettre en place vis-à-vis des pères.

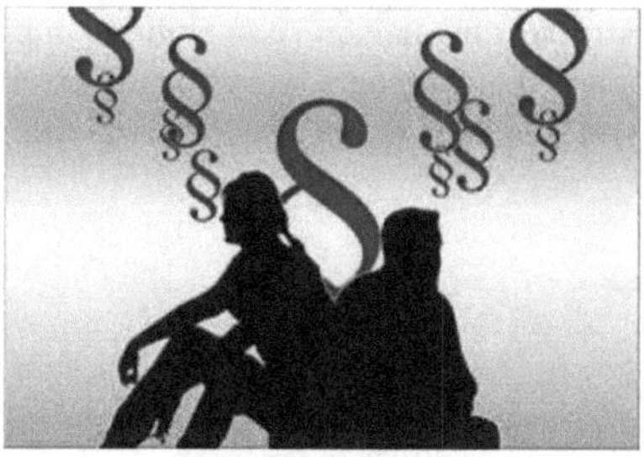

Pour l'écrasante majorité de ces enfants (88 %), un divorce a des effets à long terme sur leur personnalité. Devenus adultes on peut les entendre en consultation, avoir peur d'être abandonnés, manquer de confiance, souffrir de dépression. «J'ai un sentiment de culpabilité étouffant». «J'ai peur que tout s'écroule du jour au lendemain». «Je ne fais pas confiance aux hommes». Quelques éclaircies nuancent néanmoins ce tableau. «Je sais m'adapter à toutes les situations», «cela m'a permis de mûrir plus vite», avancent les plus optimistes. Le divorce a rendu une poignée d'entre eux plus coriaces.

Cependant c'est presque devenu un tabou de dire que les enfants souffrent énormément du divorce de leurs parents. Aujourd'hui, tout le monde défend la même thèse : si les parents vont bien, les enfants vont bien. Tenir un autre discours serait trop culpabilisant. Avec plus de 55 % de divorces prononcés par consentement mutuel, on entretient le mythe du divorce heureux.

La question finale devant cette clinique de la séparation pourrait être : comment permettre aux enfants de rester entiers, unifiés et unis ? La séparation, cette opération intimement mêlée aux processus de maturation de tout être humain, est présente dans tous les processus psychiques et affectifs. C'est un long travail marqué par des allers et retours qui signent pourtant l'ouverture à la vie. Consciemment, concrètement, dans la vie quotidienne, personne n'aime les séparations et, plus encore, nous sommes toujours en défaut d'une séparation plus ou moins archaïque, mal réalisée, imparfaite. Lorsque les enfants sont confrontés à la réalité de la séparation de leurs parents, il apparaît chez eux des déchirures, des blessures, des atteintes qui nous demandent de prendre en compte d'une part, une réalité d'éclatement de la famille, et d'autre part, toutes les sources d'identifications possibles qui s'offrent dès lors à l'enfant, dans la succession par exemple des beaux-pères ou des belles-mères. Au professionnel de savoir entendre hors de toutes ces confusions, et de maintenir ou de recréer les identifications aux parents comme sécurisantes, et cela malgré un climat souvent perturbé et perturbant pour tous.

Avec la parole, on peut certes produire des conflits. Cependant avec la parole, on peut les dénouer, on peut arrêter des guerres, les empêcher ou les vaincre.

La parole permet de construire une liaison, une amitié, une relation. La parole peut transformer la haine en amour. La *"hamour"* est un sentiment double et contradictoire : seule la parole peut en diriger la valeur et peut redonner à une liaison morte, sidérée une chance et du… désir.

Références bibliographiques:

« La clinique des enfants : la place du divorce » Laurence Darcourt, *La lettre de l'enfance et de l'adolescence* 4/2009 (n° 78), p. 19-23

YEHOUDA GUENASSIA

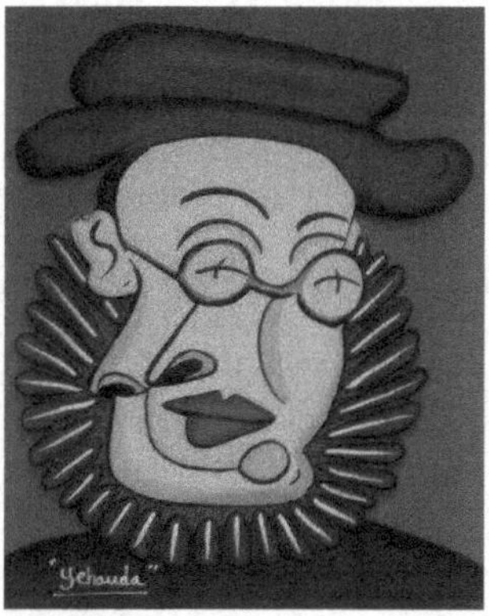

UN PSY PAS COMME LES AUTRES

Entretien réalisé par Patricia Hassoun pour "Ashdod Café"

*Connaissez-vous **Yehouda Guenassia** ? Personnellement je n'en avais jamais entendu parlé jusqu'à ce qu'il me contacte pour mettre de la « pub » sur mon site "Ashdod Café". Nous avons tous plus ou moins des à priori sur tout ce qui commence par **PSYCHO,** et c'est sans conviction que je me suis présentée au rendez-vous, un client parmi tant d'autres ! Son cabinet se trouve au fond de l'immeuble « Pan-Lon » en face du Beit Canada, un peu curieux comme lieu pour un toubib, mais une fois la porte de son bureau passée, on oublie le contexte. Après quelques minutes de discussions, un minimum de présentations, je fus sous le charme (ne vous méprenez pas) d'une personne apaisante, attentive, souriante, qui sait vous mettre tout de suite à l'aise, comme un ami à qui l'on a envie de se livrer naturellement. S'il appelle ses patients « des clients », par déontologie, j'ai compris qu'il exerçait son métier avec une réelle passion car il « aime » profondément les gens.*

Afin de vous le présenter, j'ai trouvé original d'inverser les rôles le temps d'une interview à laquelle il s'est spontanément prêté :

Yehouda Guenassia, vous êtes psychothérapeute et vous venez de reprendre une consultation à Ashdod où vous avez déjà exercé durant plusieurs années après votre Alya*. Pourriez-vous vous présenter, car si certains de nos lecteurs vous connaissent

d'autres comme moi qui sont arrivés après votre départ pour Jérusalem n'ont jamais entendu parler de vous? Et puis... Pourquoi ce retour ?

Avant d'expliquer le retour, peut-être quelques mots sur le départ. Je ne pensais absolument pas habiter Jérusalem, j'avoue que je ne m'en sentais ni la force, ni l'envie. J'appréciais énormément l'art de vivre qui caractérise Ashdod et ses habitants. Mon activité professionnelle s'y développait et de nombreux liens d'amitié m'attachaient à cette belle ville. Mais je dois avouer que je suis tombé amoureux des vieilles pierres du quartier dans lequel je vis à Jérusalem et qui se nomme Morasha/Mousrara. Et, - là c'est le psychanalyste qui parle -, décidons-nous vraiment consciemment du lieu de notre résidence ? J'ai cependant conservé une consultation à Ashdod après notre départ pour Jérusalem durant trois années supplémentaires, deux fois par semaine. Malheureusement des problèmes de santé à l'époque, résolus depuis, m'ont contraint pendant quelque temps à éviter les déplacements en voiture.

Alors, si vous nous parliez des raisons de ce "come-back" ?

Tout d'abord, j'ai toujours été touché par cette ville, ses habitants, certainement des réminiscences de mon enfance à Oran en Algérie d'où je suis originaire. D'autre part mes nombreux contacts aussi bien personnels que professionnels m'ont sans cesse sollicité, mais jusqu'à cette rentrée, mon activité à Jérusalem ne me permettait pas de dégager un temps nécessaire à une reprise d'une consultation ici. La ville s'est magnifiquement développée ainsi que sa population francophone, les médias aussi. Certains nouveaux arrivants, à votre image, réussissent merveilleusement leur intégration. Votre dynamisme n'a d'égal que votre joie de vivre et votre enthousiasme. Vraiment ' *'Kol Ha Kavod!!!* "

Cependant, l'Alya présente des difficultés certaines, des challenges, des épreuves qui ne manquent pas d'éveiller des doutes, des peurs, voire des désespérances. L'expérience que j'ai acquise dans ma pratique me permet d'accompagner ceux qui m'en font la demande dans leur processus de transformation. Car il s'agit bien de cela. L'Alya constitue une transformation entière de l'être, un complet bouleversement qui ne s'effectue pas sans un passage obligatoire par ce que l'on nomme une régression. Ce processus fait émerger irrémédiablement toute une kyrielle de sentiments qui, à défaut d'être travaillés et évacués, risqueront de provoquer des réactions aussi bien psychologiques que physiques très désagréables.

De plus les difficultés, les carences ou les problèmes relationnels que certains pensaient avoir "laissés là-bas", prendront une acuité et quelques fois une violence insoupçonnées jusqu'alors.

La barrière linguistique, les angoisses existentielles reliées à la *Parnassa - aux moyens d'existence*, à l'avenir, à la survie, les craintes face à l'ennemi (Ashdod plus que d'autres villes a été la cible d'attaques à plusieurs reprises), tous ces facteurs de stress, loin de tranquilliser, peuvent provoquer une anxiété, voire une panique difficile à contrôler. Ainsi, il va de soi que l'aide d'un professionnel, dans certains cas, est indispensable pour effectuer ce passage que constitue l'Alya, sans souffrance.

Comment pouvez-vous aider ce processus ?

La principale de mes préoccupations est de faciliter la personne qui vient se présenter à moi. Un de mes maitres me disait souvent : « Nous exerçons le métier de *passeur,* et nous facilitons celui qui se trouve dans un ''entre-deux '' de la vie, à accomplir la traversée qui le mènera sur l'autre rive, et si possible sans trop d'encombres ».

Vous comprenez bien que nous sommes dans le sujet. Je ne vous apprendrai pas que la racine du mot *Ivri - Hébreu*, signifie passé, ou bien celui qui est passé. Le premier à avoir effectué cette traversée, c'est Abraham l'Hébreu. Il se retrouva certes, dans les premiers temps, quelque peu esseulé, mais nous sommes beaucoup à l'avoir rejoint depuis.

Faire passer celui qui vient à ma rencontre, en le facilitant. Pour l'aider à mieux vivre, mieux se vivre.

Pourriez-vous nous parler de votre expérience dans votre domaine ?

J'ai été certifié ''Praticien en Gestalt Thérapie Analytique'' par le Docteur Pierre Coret psychiatre, homéopathe, psychothérapeute didacticien, co-fondateur et directeur pédagogique de l'École de Formations en Psychologies « Savoir Psy » à Paris.

Je suis affilié à l' "A.H.P" *Association for Humanistic Psychology*. Je reviendrai sur ce concept qui peut paraitre une lapalissade, un peu étonnant en effet de parler de psychologie humaniste, car cela semble être le minimum de ce que l'on puisse attendre d'une psychologie, qu'elle soit effectivement... humaniste. Si cela vous intéresse, cela pourrait faire l'objet d'une prochaine rencontre.

Jusqu'en 2002, date à laquelle j'ai fait mon Alya avec ma famille (j'ai 59 ans, je suis marié et père de 4 enfants), j'ai exercé mon activité d'une part en privé dans un cabinet parisien qui regroupait des psychiatres et des psychanalystes de différentes écoles de pensée, et aussi comme intervenant dans plusieurs institutions.

Notamment, au sein de l' « École Cohen-Tenoudji de l'Essonne », j'ai créé et animé jusqu'à mon départ une cellule d'écoute psychologique ouverte aux familles et aux enseignants en difficulté, notamment face aux problèmes interraciaux qui se développaient déjà, à l'époque dans certaines banlieues où se côtoyaient des communautés très échauffées par l'actualité.

Dans le cadre de l'association J.A.L.M.A.V (Jusqu'à La Mort Accompagner La Vie), j'ai animé des groupes de paroles qui regroupaient des enseignants de l' »École à l'Hôpital », qui se trouvaient en difficulté psychologique face à leurs élèves atteints de longues maladies, souvent incurables.

J'étais aussi vacataire de la Cellule de Victimologie de la Ville de Paris.

J'animais une fois par mois des groupes continus de paroles sur des thèmes variés : « Bible et Inconscient », « Langage et Lettres Hébraïques », « Liens de Famille ».

J'ai été également intervenant au sein du »GEMMER », un groupe de recherche dirigé par le regretté Professeur René Bourdiol, neurologue. Bien que de traditions différentes, nous nous réunissions autour d'un travail très riche sur la Symbolique, et sur la force de guérison des symboles hébraïques et de l'Arbre de Vie de la Kabbale dans le schéma corporel.

Quels sont les "outils" que vous utilisez ?

L'école dont je suis issu enseigne la Gestalt Thérapie Analytique.

La Gestalt-Thérapie met l'accent sur *l'ici* et *le maintenant* de l'expérience ainsi que sur la propre responsabilité de chacun dans son processus d'évolution; elle s'appuie fortement sur la relation interpersonnelle développée et entretenue au cours de la thérapie entre le patient/client et le thérapeute.

Deux principes clés soutiennent la théorie de cette école de pensée.

Premièrement, l'expérience du moment présent dans son intégralité est au cœur de cette psychologie, à la différence des techniques qui donnent une signification à l'inconnu ou à l'imaginaire. Deuxièmement, chaque personne conscientise au cours de ce travail qu'elle est liée et reliée à toutes choses. Sans reconnaître que nous sommes en relation avec toutes "les choses de notre vie", nous ne pourrons jamais vraiment comprendre qui nous sommes. En utilisant une philosophie des idées qui définisse le principe de la vie d'une manière relationnelle, cette thérapie offre une perspective unique et profonde sur la vie telle que nous la vivons avec ses pics et ses vallées, ses hauts et ses bas. Cette technique fournit des moyens pour soulager notre détresse actuelle et ainsi aspirer à notre potentiel maximum.

La Gestalt-Thérapie met l'accent sur le contenu actuel des circonstances de la situation, comme elle est en train de se dérouler. Plutôt que de former des conjectures ou des hypothèses quant à l'inconnu, cette méthode consiste à rester dans le présent grâce à une prise de conscience des sentiments et des émotions associées à l'heure actuelle. La Gestalt-thérapie enseigne au client comment définir ce qui est réellement vécu et ce qui est simplement une interprétation des événements. Lorsque le client est pleinement conscient de cette différence, il (ou elle) est capable d'identifier les tendances et les comportements qui doivent être changés.

La Gestalt-Thérapie aide les clients à acquérir une meilleure compréhension de la façon dont leurs corps émotionnels et physiques sont connectés. Comprendre l'autonomie interne est la clé de la compréhension des actions, des réactions et des comportements. Cette forme de thérapie permet de faire le premier pas dans cette prise de conscience. Grâce à un voyage de découverte de soi, elle permet également de faire face à des situations stressantes avec les compétences nécessaires.

Les réponses se trouvent à l'intérieur de nous tous, et cette sagesse permet à chacun d'accepter plus de nous-mêmes et des autres, d'améliorer notre communication, nos décisions et nos relations, et ainsi de se sentir plus confiant, plus calme et en paix. C'est une approche efficace pour gérer la tension, la dépression, l'anxiété, la toxicomanie, le stress post-traumatique ainsi que d'autres problèmes psychologiques qui empêchent d'atteindre une vie libre et épanouissante.

Finalement comment procède une Gestalt Thérapie Analytique ?

En provoquant un éveil de la conscience immédiate du consultant sur son propre vécu, une " *awareness* ", qui lui permettra de recontacter des zones de lui, inexplorées, encapsulées, non révélées. Ainsi grâce à cette nouvelle reconnaissance de son être intime, des forces vives de création vont libérer le potentiel vital de ses entraves vers une croissance saine et une réalisation harmonieuse du Soi.

Alya: littéralement Montée. Le fait d'émigrer en Israël.*

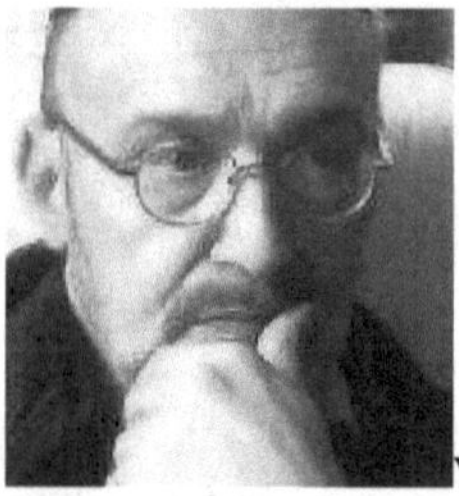Yehouda Guenassia est psychothérapeute certifié en Gestalt Thérapie Analytique, depuis 1995, il a exercé en France, au Canada et en Israël.

Son travail s'enracine dans la Tradition et s'appuie sur les principes de la Psychologie Contemporaine.

Il est affilié à l'Association of Humanistic Psychology.

Il reçoit à Jérusalem et consulte en ligne.

Contact : yehouda72@gmail.com

Tradition Psychologie Contemporaine est le nom d'une association créée à Paris, en 2000 pour répondre à la recherche du mieux-être et aux problèmes sociaux et familiaux, par la création de lieux d'information et de pratique de toute méthode holistique, thérapeutique, ou artistique, dans le respect de l'identité culturelle de chacun. Actuellement à Jérusalem, au cœur de l'antique cité, laboratoire idéal pour créer une véritable conjonction de tous les opposés.

Tradition et Psychologie Contemporaine

Une approche holistique de l'être

Editions Vie

FSC
www.fsc.org
MIX
Papier | Fördert
gute Waldnutzung
FSC® C083411

Kolibri 360 GmbH
Ferdinand-Jühlke-Straße 7
99095 Erfurt, Deutschland
produktsicherheit@kolibri360.de

Druck:
CPI Druckdienstleistungen GmbH
im Auftrag der
Kolibri 360 GmbH
Ferdinand-Jühlke-Str. 7
99095 Erfurt